Kontaktadresse nach EU-Produktsicherheitsverordnung:
produktsicherheit@droemer-knaur.de

KNAUR

Im Knaur Verlag sind bereits
folgende Bücher des Autors erschienen:
Hildegard-Heilkunde von A–Z
Das Hildegard-Gesundheitsprogramm
Die Ernährungstherapie der Hildegard von Bingen
Die Psychotherapie der Hildegard von Bingen
Der Hildegard-Kompass
Die Hildegard-Naturapotheke

Über den Autor:
Wighard Strehlow ist die Kapazität auf dem Gebiet der Hildegard-Heilkunde. Er lebt und arbeitet als Heilpraktiker in Allensbach am Bodensee. Neben seiner Praxistätigkeit leitet er auch Seminare und hält Vorträge. Er hat bereits zahlreiche Bücher zur Hildegard-Medizin veröffentlicht.
Weitere Informationen unter: www.st-hildegard.com

Wighard Strehlow

Der Aderlass nach Hildegard von Bingen

Reinigung, Selbstheilung und Soforthilfe fürs Immunsystem

KNAUR

Wichtiger Hinweis

Die in diesem Buch beschriebenen Mittel und Ratschläge dienen ausschließlich der Erhaltung Ihrer Gesundheit und beruhen auf den Lehren Hildegard von Bingens und meiner über 25-jährigen Erfahrung mit dieser Heilkunde, die nicht unbedingt mit der heutigen Schulmedizin übereinstimmt. Jeder Leser ist selber verantwortlich zu entscheiden, ob und inwieweit die in dieser Schrift vorgestellte Hildegard-Heilkunde für ihn eine Alternative zur »Schulmedizin« darstellt. Die hier beschriebenen Methoden ersetzen nicht den Besuch beim Arzt.

Besuchen Sie uns im Internet:
www.knaur.de
Alle Titel aus dem Bereich MensSana finden Sie im Internet unter:
www.mens-sana.de

Dieses Buch ist bisher unter dem Titel »Die Kunst der Heilung nach Hildegard von Bingen. Aderlass statt Pillen« erschienen.

Ein Unternehmen der Verlagsgruppe Droemer Knaur GmbH & Co. KG, München.

Redaktion: Ralf Lay
Illustrationen: Gisela Rüger
Foto Schwarzgalle: Louis van Hecken
Covergestaltung: ZERO Werbeagentur, München
Coverabbildung: © StockFood.com / Maximilian Stock Ltd; FinePic®, München
Satz: Adobe InDesign im Verlag
Printed in Germany
ISBN 978-3-426-87545-2

6 8 7 5

Meinen Patienten und ihrer Liebe
für die Welt Hildegard von Bingens gewidmet.

Inhalt

Einleitung: Es geht um den ganzen Menschen

Wer sich ein Bild machen möchte von der Größe und Schönheit des Menschen, kommt an den Visionen Hildegard von Bingens nicht vorbei. Hier steht der Mensch im Mittelpunkt des Universums, und alle Kräfte stehen ihm zur Verfügung: »Der Mensch ist ein Wunder Gottes, ein Licht aus Gott, das lebt und wieder stirbt. Dabei ist jedes Geschöpf mit einem anderen verbunden, und jedes Wesen wird durch ein anderes gehalten. Jede Kreatur hat einen Urtrieb nach liebender Umarmung. Im Menschen liegt das ganze Universum als Mikrokosmos verborgen: Der Mensch hat Himmel und Erde und alles, was geschaffen ist, in sich vereinigt, und alles liegt in ihm verborgen ... Der Mensch ist das vollkommenste Werk Gottes ... Auch die Elemente hat Gott geschaffen, sie sind im Menschen, und der Mensch wirkt in ihnen.«[1]

Diese Worte Hildegards werden durch die Theorien und Erkenntnisse der alten wie der neuen Wissenschaft gestützt und bewiesen. Die vier Elemente finden ihre Entsprechung etwa in den vier Körpersäften (nach der Viersäftelehre oder Humoraltheorie, auf die wir später noch genauer eingehen werden), den vier Temperamenten, nach den Erkenntnissen späterer Zeiten in den vier hauptsächlichen Blutbestandteilen, den vier Blutgruppen oder in den vier Nukleinbasen der DNS-Doppelhelix – Thymin, Adenin, Cytosin und Guanin. Der Körper braucht für seine mannigfaltigen Funktionen ein komplexes Versorgungssystem mit einer optimalen Logistik für den Wärme-, Wasser- und Energiehaushalt, die Versorgung mit Lebensmitteln und deren Verwertung sowie eine gründliche »Entsorgung« der Stoffwechselendprodukte. Außerdem besteht Bedarf für die Kommunikation der Milliarden Körperzellen untereinander und die täglichen Aufgaben und Dienste für das Wohlbefinden aller Organe. Das Ganze ist im ständigen Auf- und Abbau, deshalb müssen leistungsfähige Transportmöglichkeiten zur Verfügung stehen ... Und dringt man darüber hinaus weiter in den Mikrokosmos des menschlichen Körpers ein, wird es noch wesentlich komplexer, ja, er liegt jenseits des normalen menschlichen Vorstellungsvermögens!

Wenn man dann auch noch über die mehr oder weniger unmittelbare Umgebung hinausgeht und die Architektur des unendlichen Kosmos mit dem Bauplan und der Funktion des menschlichen Körpers in Zusammenhang bringen will, braucht man die Vorstellungskraft einer Visionärin wie Hildegard von Bingen und mehr als die Summe der Erkenntnisse aller menschlichen Weisheit und Wissenschaft, die sich in den letzten Jahrhunderten angesammelt haben.

Dazu gehört beispielsweise das Wissen um die jahrtausendealte Säftelehre, die aber erst durch die Entschlüsselung durch Hildegard von Bingen, Paracelsus und Hufeland ihre medizinische Bedeutung offenbarte.[2] Rudolf Virchow wandte sich von der Humoralpathologie ab und setzte auf die Zellularpathologie (»... nur wenn die Zelle krank ist, ist auch das Organ krank«), die bis heute das Weltbild der Schulmedizin beherrscht.

Hier gibt es kaum noch umfassende und ganzheitlich orientierte Informationen über die Zelle und ihr Milieu, über das System der Grundregulation und seine Bedeutung für die

Entstehung chronischer Erkrankungen und somit auch für die Erhaltung der Gesundheit sowie über den Einfluss der »Säfte« auf die Steuerung des Organismus und der Körperzellen. Die Verbannung dieses altbewährten Wissens ist im 19. Jahrhundert von den Kräften des Fortschritts offenbar sehr rigoros betrieben worden. Viele der Erben Virchows scheinen das Kind nämlich mit dem Bade ausgeschüttet und mit der Säftelehre auch noch das Wissen um die Heilpflanzen über Bord geworfen zu haben, um sie ausnahmslos durch chemische Arzneimittel zu ersetzen. Ein derart einseitiges Vorgehen hat natürlich Folgen für die Heilkunde: Mittlerweile sind 80 Prozent aller Krankheiten »chronisch«, das heißt, sie gelten als »unheilbar«. Und wer noch nicht krank ist, wird offensichtlich krank gemacht mit chemischen Arzneimitteln oder Impfungen, die infolge von Überdosierungen und Nebenwirkungen vielfach mehr schaden, als dass sie Nutzen stiften.

Als im Jahr 2001 das menschliche Genom vollständig entschlüsselt war, wurde dies als Paukenschlag der Gentechnologie gefeiert. Nun schien es klar – alles Vererbung: ein Gen, eine Krankheit. Man bräuchte nur die kranken Gene auszutauschen, und die Krankheit wäre verschwunden ... Wenn da nicht der kleine Rechenfehler wäre, weil man die Rechnung ohne den Wirt, sprich die Natur gemacht hatte. Denn zur Enttäuschung der Genetiker fand man nur 25 000 Gene, obwohl im menschlichen Organismus 150 000 verschiedene Eiweiße hergestellt werden müssen. Man wusste: Ein Gen produziert ein Eiweiß. Hatte man sich verrechnet? Nein, lediglich geirrt. Der Zellkern besteht nämlich nicht nur aus Genen, sondern auch aus Eiweiß. Den Einfluss des Milieus auf die Zelle hatte man scheinbar einfach ignoriert. Eine neue Wissenschaft war geboren: die Epigenetik[3]. Sie beschäftigt sich mit der Frage, wer uns regiert, kontrolliert und steuert. Die Epigenetik setzte das schulmedizinische Dogma außer Kraft, nach dem unsere Gesundheit allein durch unseren genetischen Code gesteuert werden soll und jede Krankheit eine Folge kranker Gene sei. Fünfzig Jahre nach Entdeckung der Molekularstruktur der Desoxyribonukleinsäure (DNS) als Doppelhelix durch Francis Harry Compton Crick und James Watson weiß man nun, dass die Gene durch die epigenetische Regulation gesteuert werden und diese Steuerung durch die Signale aus der Umwelt ausgelöst wird. Man kann es auch mit den Worten Hildegards beschreiben, die durch klinische Studien bestätigt sind: Gesund bleibt der Mensch durch eine gewählte und wohlausgewogene Ernährung sowie einen sinnvollen Lebensstil, während er durch ein verhängnisvolles Konglomerat »psychosozialer Fehler« und destruktiver Ernährung krank und schwach wird. Epigenetische Faktoren können sogar die Funktion der Gene verhindern, wenn sie dabei sind, einen Tumor, Herzinfarkt, Schlaganfall oder seelisch-geistige Krankheiten wie Depressionen, Schizophrenie oder Alzheimer auszulösen. Ein Weg zur Heilung besteht immer darin, die destruktiven Bestrebungen in positive spirituelle Kräfte umzuwandeln. Hier liegt der Schlüssel für ein Leben voller Liebe, Lebenslust und Gesundheit.

Große weltweite Studien beweisen inzwischen, was Hildegard schon vor 850 Jahren empfohlen hat: Mit einer gesunden Ernährung und einem liebevollen Lebensstil könnte man die Krebsrate und die aller anderen Autoaggressionskrankheiten um 80 Prozent senken! Ja, es gibt kaum eine Krankheit, die man nicht durch eine bewusste Lebensführung und die Wahl zuträglicher Nahrungsmittel weitgehend verhüten könnte. Zu den begleitenden Maßnahmen, die hier besonders unterstützend wirken, zählt der Aderlass nach Hildegard von Bingen.

Bei der Heilung von Krankheiten muss immer das Zusammenspiel von der Zelle und ihrem Milieu mitberücksichtigt werden. Wir verdanken dem Wiener Ordinarius für Histologie und Embryologie Prof. Dr. Alfred Pischinger diese Gesamtschau von Zellen und ihrer Umgebung, die er 1975 über das *System der Grundregulation*[4] veröffentlicht hat. Er wird heute als der »Vater« dieser Theorie gewürdigt, der zufolge die Rolle des Mesenchyms, also der Zwischenzellsubstanz, bei der Entstehung chronischer Erkrankungen und somit auch für die Erhaltung der Gesundheit von allergrößter Bedeutung ist. In diesem Bindegewebe erkannte er das Fließen der Säfte und der Ströme, er legte den Grundstein zum vertieften rationalen Verständnis der Homöostase[5] und auch für das, was man als die heute offiziell kaum mehr beachtete, aber dennoch zeitlos wertvolle antike, mittelalterliche und eben hildegardische »Elemente- und Säftelehre« kennt.

Pischinger und seine Schüler, insbesondere Prof. Dr. Hartmut Heine aus Baden-Baden, beachteten die Erkenntnisse der traditionellen Humoralpathologie und setzten hier einen Meilenstein. Damit begann eine völlig neue Ära der Medizin als Synthese aus Zellular- und Humoralpathologie.

Dabei geht es um ein großes »Organ« – eben das Mesenchym, das zum embryonalen Bindegewebe gehört und aus dem sich das Stütz- und Bindegewebe (Interstitium oder Zwischengewebe) entwickelt. Aus dem Mesenchym gehen außerdem noch die Knochen und Knorpel hervor, die glatte Muskulatur und Herzmuskeln sowie Niere und Nebenniere.

Im Bindegewebe verlaufen die Versorgungsbahnen der Blutgefäße und die Nerven, sie stehen im Zusammenhang mit dem Kreislauf, dem feinen Kapillar-, dem Lymph- und

dem vegetativen Nervensystem. Im Bindegewebe befinden sich auch das humorale und korpuskuläre Immunsystem und die Extrazellularflüssigkeit als Nährlösung mit ihrer Beziehung zu den Zellen. Hier geschieht ebenso die Grundregulation für den Stoffwechsel, das Immunverhalten, den Säure-Basen-Haushalt, die Informationsübermittlung, die Auf- und Abbauarbeiten für die Körperzelle sowie die Regeneration des ganzen Körpers – und noch vieles mehr, was unserem Leben zuträglich ist und unser Wohlbefinden gewährleistet.
Erst der Gewebszwischenraum ermöglicht die Aufrechterhaltung des Energiehaushalts, der für die Ordnung und für die Lebenskräfte zwischen Zellen und dem Bindegewebe erforderlich ist. Als »Stromquellen« stehen dem Bindegewebe »Batterien« aus Eiweißzuckermolekülen und den flüssigkristallinen Flüssigkeiten zur Verfügung. Wird dieser Energiehaushalt gestört, können bei zu viel Energie Entzündungen, Allergien, Rheuma bzw. Krebskrankheiten auftreten und bei zu wenig Energie Sklerosen, Arthrosen und Sarkome. Da dieses System mit äußerst subtilen Kräften arbeitet, reagiert es sehr spontan, so dass geringe Einflüsse große Wirkungen auslösen können. Der Psychiater Prof. Dr. Rudolf Gottfried Arndt sowie der Pharmakologe und Hildegard-Übersetzer Prof. Dr. Hugo Schulz, beide wirkten an der Greifswalder Universität, entdeckten dieses biologische Grundgesetz vor mehr als hundert Jahren, weswegen das Prinzip auch »Arndt-Schulz-Regel« genannt wird: »Schwache Reize fachen die Lebenstätigkeit an, mittelstarke Reize fördern sie, starke hemmen sie, stärkste heben sie auf.«
Viele erfolgreiche Beispiele aus der Naturheilkunde bestätigen die Richtigkeit dieser Theorie:

- die Wirkung der sanften Pflanzenheilkunde,
- die Heilerfolge der Homöopathie,
- der Aromatherapie oder
- der Massagen mit der Hildegard-Kosmetik.[6]

Das von Pischinger und seinen Schülern so genannte »Grundregulationssystem« bezeichnete man später auch als »bindegewebige Matrix«. Das von Heine erforschte feine Netzwerk aus Eiweißzuckermolekülen, das den gesamten bindegewebigen Raum umspannt, nennt man nunmehr auch den »Pischingerschen Raum« (siehe auch die Abbildung im Bildteil dieses Buches).

Die Zuckerenden dieser Moleküle haben elektrische Ladungen, und diese Ladungen sind mit der Extrazellularflüssigkeit im ganzen Körper energetisch verbunden. Die Impulse der elektrisch schwingenden Grundsubstanz wirken sich wie ein Regelkreis bis in den Zellkern aus, auch um die Zellen immer mit Informationen zu versorgen.

Dieses hauchfeine Netz des Bindegewebes hat sowohl piezo-[7] als auch thermoelektrische Eigenschaften, die bei vielen naturheilkundlichen Anwendungen eine große Rolle spielen, etwa bei der Edelsteintherapie, beim Aderlass, beim Schröpfen und bei Heilungen über die Haut durch die Hildegard-Kosmetik und das Hildegard-Fasten. Gerade im Fasten wird der gesamte Bindegewebszwischenraum gereinigt, entgiftet und gestärkt.

Spätestens an dieser Stelle wird klar, dass die Medizin der Zukunft auf einer Kombination von Zell- und Humoralpathologie basieren wird. Heilung kann nur eintreten, wenn die Selbstreinigungskräfte über die Entsorgung von Stoffwechselschlacken und die Endprodukte beim Abbau im Bindegewebe und in der Zelle berücksichtigt werden. Es ist plausibel, dass sich Störungen ergeben, wenn hier ständige Blockaden bestehen. Gestörte Reaktionen, fehlerhafte Abläufe, Verschlackung oder Übersäuerung führen zu Einschränkungen mit negativen Folgen für die Funktion von Bändern, Gelenken oder Knochen, die sich dadurch zwangsweise degenerativ verändern können. Die Schwächung der Organe Lunge, Darm, Leber, Niere, Herz usw. folgt unmittelbar darauf. Ein gesundes und daher reines, ungestörtes Bindegewebe mit richtig funktionierender Informationsübermittlung, gut geregelten Immunreaktionen, ungehindert fließenden »Säften« und elektrischen Strömen ist vor allem anderen der stärkste Schutz vor jeglichen Krankheiten!

Über das Bindegewebe schließen sich alle Lebensvorgänge zu Regelkreisen in einer komplexen gegenseitigen Abhängigkeit. Kein Bereich des Organismus und der Psyche ist da ausgenommen. Das Nervensystem ist über die Wirbelsäule mit allen Organen verbunden: mit der Leber, dem Herzen, der Niere, der Lunge oder dem Darm. Daraus ergibt sich zwangsläufig auch die Tatsache, dass chronische Erkrankungen wohl niemals »wie der Blitz aus heiterem Himmel« entstehen können, sondern eine in der Regel jahr(zehnt)ealte Vorgeschichte mit Beschwerden haben, die in den meisten Fällen durch Belastungen im seelischen Bereich ausgelöst werden und sich über das Bindegewebe auf alle Körperzellen und Organe übertragen können.

Daher ist der hildegardische Aderlass als effiziente Maßnahme zur Aufrechterhaltung oder Wiederherstellung all dieser Funktionen auf jeden Fall auch immer einer der ersten Schritte bei der Verhütung und Heilung von (fast) allen Krankheiten.

Dr. Wighard Strehlow
Allensbach am Bodensee
im Herbst 2011

Ursprung und Geschichte des Aderlasses

Die gezielte Blutentnahme, in der medizinischen Fachsprache auch »Phlebotomie« genannt, ist in Europa ein seit der Antike bis ins 19. Jahrhundert vielfach angewandtes und erfolgreiches Heilverfahren. Der Aderlass zählt aber zu den ältesten therapeutischen Maßnahmen der Menschheit überhaupt.

Bereits vor 40 000 Jahren nämlich begannen die australischen Ureinwohner jede Zeremonie mit einem Aderlass, wobei sie sich ihre Venen oder Initiationsnarbe öffneten. Das nun herausfließende Blut galt als heilig, und der Zeremonienmeister verwandelte sich während des Rituals in einen göttlichen Urahn. Gleichzeitig wurde durch diese Maßnahme auch die damals einzig zugängliche, nämlich körpereigene »Wüstenapotheke« geöffnet, weil die Ureinwohner durch den Aderlass nicht nur ihr Blut reinigten, sondern auch vom eigenen Organismus produzierte Heilstoffe freisetzen konnten, um ihre Gesundheit zu erhalten.

Der »Wüstenarzt« Dr. Herbert Basedow hat mehrfach die Missionsstation meines Großvaters Carl Strehlow in Zentralaustralien besucht und bei seinen Inspektionen zwischen 1910 und 1920 festgestellt, dass die Aborigines trotz ihrer extremen Lebensbedingungen erstaunlich gesund waren, frei von Seuchen und den gefürchteten sogenannten Zivilisationskrankheiten wie Herzinfarkt, Schlaganfall, Krebs, Rheuma, Diabetes und Depressionen.

Bei den Mayas war der Aderlass ein unverzichtbarer Bestandteil ihres Lebens. Die Herrscher glaubten, dass sie sich durch den Aderlass enger mit ihren Göttern verbinden konnten, weil diese sich damit veranlasst fühlten, an den Zeremonien der Menschen persönlich teilzunehmen.
Die ayurvedische Medizin kannte ebenfalls den Aderlass, wie in dem Sanskrittext der *Sushruta Samhita* dargestellt ist. Bis zu 700 Blutgefäße wurden beschrieben, von denen der Körper wie ein Garten durch Wasserleitungen oder wie ein Feld durch Kanäle bewässert wird.
Zu Zeiten des berühmten »Ärztevaters« Hippokrates, der etwa von 460 bis 370 vor unserer Zeitrechnung auf der griechischen Ägäisinsel Kos lebte und praktizierte, schätzte man die entzündungshemmende, krampf- und schmerzlindernde Wirkung des Aderlasses. Man glaubte, durch das »Zur-Ader-Lassen« Krankheiten aus dem Körper ausleiten zu können, und erzielte damit für die damalige Zeit große Heilerfolge.
Hippokrates führte die Begriffe der »Dyskrasie« (»fehlerhafte Zusammensetzung der Körpersäfte«) und der »Plethora« (»Blutfülle«) ein, und er vertrat die These, dass hierin wichtige Ursachen für Erkrankungen liegen. Vorbeugung und Heilung waren für ihn mit der Ausleitung und der Entleerung des Blutes untrennbar verbunden.
Schon sehr früh kam es damit zu einem ersten humoralpathologischen[8] Ansatz, der besagte, dass der Organismus aus verschiedenen Säften besteht – Blut, Schleim, gelbe und schwarze Galle – und Krankheit deren Fehlverteilung im Körper als Ursache habe.
Die »Viersäftelehre« der hippokratischen Medizin und die daraus von dem Arzt Galen alias Galenos von Pergamon (circa 129–199 n. Chr.) entwickelte Humoralpathologie war wie gesagt von der Antike bis ins 19. Jahrhundert die wich-

tigste medizinische Theorie zur Krankheitsentstehung, der Pathogenese. Nach diesem klassischen Konzept befinden sich die vier Körpersäfte also beim gesunden Menschen im Gleichgewicht. Für Galen war der Aderlass das promptestе Mittel bei Entzündungen, er überragt alle anderen Methoden und ist die Vorsorgemaßnahme Nummer eins!

Galens umfangreiches Werk setzte bis über das 17. Jahrhundert hinaus Maßstäbe in der Medizin. Er ging davon aus, dass Blut der dominante Stoff der vier Säfte sei, der besonders kontrolliert werden müsse. Er schuf ein umfassendes System, das vorgab, bei welchen Patienten (Alter und Zustand) wie viel, wie oft und zu welchem Zeitpunkt Blut abgelassen werden sollte.

Karl der Große (747–814) verfügte im St. Galler Klosterplan für alle Benediktiner, im sogenannten Aderlass-Haus einen jährlichen Aderlass vorzunehmen. Dieser sollte dazu dienen, »die Lebensgeister zu wecken, Vollblütigkeit zu hemmen, hypochondrische Wallungen zu stillen, angebrannte Köpfe zu kühlen und den Stachel des Fleisches zu zähmen«.

Die mittelalterlichen Ärzte, die die Entstehung von Krankheiten ebenfalls auf eine Störung des Gleichgewichtes der »vier Kardinalsäfte« zurückführten, sahen den Nutzen des Aderlasses in zwei Aspekten: Zum einen wurde angenommen, Blut könne sich in den Gliedern stauen und verderben, schlechtes Blut müsse entfernt werden. Zum anderen wurden Krankheiten auf ein Ungleichgewicht im Verhältnis der vier Säfte untereinander zurückgeführt. Durch die Ausleitung von »schlechten Säften« und bei »Blutfülle« konnte nach dieser Vorstellung das Gleichgewicht wiederhergestellt werden.

Hildegard von Bingen beschreibt ihn als Bestandteil ihrer Lebenskunst und empfiehlt einen Aderlass pro Jahr zur regelmäßigen Reinigung und Entgiftung des Gesamtstoffwechsels und zur Stimulation der körpereigenen Selbstheilungskräfte.

Die Tatsache, dass die Natur oft durch Erbrechen, Durchfälle und Schweißausbrüche Gift und schädliche Stoffe aus dem Organismus zu eliminieren sucht, kann man heute aus den Ausführungen jedes Beipackzettels chemischer Medikamente schlussfolgern und in jedem Krankenhaus bei der Chemotherapie beobachten. Der Aderlass ist in diesem Sinne auch nichts anderes als ein »Ausleitungsverfahren«, um eine allerdings möglichst natürliche Reinigung von Gift- und Schlackenstoffen sowie von »schlechten Säften« zu bewirken. Eine – neben anderem – ähnliche Funktion hat auch die Menstruation.

Von den Hippokratikern »erfunden« und von Galen systematisiert, war der Aderlass also eine allseits beliebte Methode. Im Laufe der Jahrhunderte kam der blutige Eingriff regelrecht in Mode. Schließlich schätzten sogar Gesunde den Aderlass als Vorbeugungsmaßnahme und wirksames Mittel, um die Folgen von ausschweifenden Gelagen zu umgehen oder zu überwinden. Blutige Eingriffe am Krankenbett galten schon früher für die gelehrten Medici, im Volksmund bezeichnenderweise »Maulärzte« genannt, als nicht standesgemäß. So mussten entweder »Schnittärzte« oder Bader und Barbiere auf Anordnung des Arztes den Aderlass durchführen. Sie orientierten sich dabei oft an den vielfach publizierten Lehrzeichnungen, den Aderlass-Männern: figürlichen Darstellungen, auf denen die geeigneten Venen eingezeichnet waren.

Zum Aderlass saß der Kranke für gewöhnlich auf einem Stuhl und umfasste mit seinem Arm einen Stab. Am gestauten Arm ritzte man nun klassischerweise mit einem spitzen

Messerchen, genannt »Lanzette«, »Phlebotom« oder »Scalpellum«, eine Vene und fing das Blut in einem Gefäß auf.

Selbst der berühmte Arzt Christoph Wilhelm Hufeland zählte den Aderlass neben Opium und den Brechmitteln noch im 19. Jahrhundert zu den drei Kardinalmitteln der Heilkunst: Sie griffen unmittelbar ins Leben selbst ein und seien die drei entscheidenden, schnellstwirksamen Mittel, die das Leben retten könnten. Durch nichts anderes seien diese Heilmittel zu ersetzen.

Nach dieser Zeit wurde der Aderlass fast nur noch von medizinischen Außenseitern angewendet und geriet zeitweilig sogar ganz in Vergessenheit. Mittlerweile beweisen jedoch viele Wissenschaftler, dass die Denkweise der alten Ärzte nicht falsch war.

Der österreichische Gynäkologe Bernhard Aschner versuchte in den zwanziger und dreißiger Jahren des vergangenen Jahrhunderts, den Aderlass und die Humoralpathologie in der Medizin wieder hoffähig zu machen. Aschner schuf genaue Indikationen, erforschte die Wirkungen und sorgte so für ein modernes Verständnis des Aderlasses und für eine Wiederaufnahme der Blutentziehung in die Medizin.

Der im Jahr 2005 emeritierte Aachener Prof. Dr. Holger Schmid-Schönbein schließlich wandte die altbewährte Aderlass-Technik zur Verhütung von Arteriosklerose an. Er konnte beweisen, dass durch den Aderlass die Fließeigenschaften des Blutes verbessert und verstopfte Gefäße wieder geöffnet werden, weil durch den Aderlass die Eiweißspeicher der Blutgefäße geleert werden: Das Blut hat normalerweise einen Anteil roter Blutkörperchen von 35 bis 42 Volumenprozent (Hämatokritwert), der bei einem arteriosklerotischen Patienten auf 50 bis 65 Volumenprozent ansteigen kann. Entfernt man nur 200 Milliliter Blut, senkt man sogleich den Eiweißgehalt des Blutes um 100 Gramm, wobei das Blut schlagartig dünnflüssiger wird (Hämodilution). Gleichzeitig wird die Durchblutung verbessert, die überhöhten Eisenwerte werden gesenkt und die damit verbundenen freien Radikale entfernt, die Thrombose- und Emboliegefahr wird gebannt, Herzinfarkt sowie Schlaganfall, Krebs und viele andere Autoaggressionskrankheiten werden verhütet.

Dem 1989 verstorbenen Frankfurter Facharzt für innere Medizin und Kardiologie Prof. Dr. Lothar Wendt verdanken wir viele Forschungsergebnisse zum Eiweißstoffwechsel im menschlichen Organismus, zum Beispiel die Erkenntnis, dass – entgegen herkömmlicher wissenschaftlicher Meinung – Eiweiß im Körper sehr wohl gespeichert werden kann, wodurch die Eiweißspeicherkrankheiten ausgelöst werden.[9]

Wenn täglich ein Übermaß an Eiweiß in Form von Fleisch, Fisch, Eiern und Käse zugeführt wird, also eine regelrechte Eiweißmast stattfindet, sind die Organe nicht mehr in der Lage, derart große Eiweißmengen zu verstoffwechseln, so dass sie erst einmal in den Blutgefäßen und im Bindegewebe zwischengelagert werden. Die eingelagerten Eiweiße führen zur sogenannten Eiweißspeicherkrankheit. Der gesamte Körper ist von dieser Situation betroffen, weswegen die nötige Versorgung der Organe nicht mehr gewährleistet ist. Eine Eiweißspeicherkrankheit legt den Grundstein für die Entwicklung von Krankheitsbildern jeder Art:

- Arteriosklerose,
- Arthrose,
- Bluthochdruck,
- Diabetes Typ 2,
- Gicht,
- Rheuma und viele mehr.

Wenn nun beim Aderlass wie oben beschrieben 200 Milliliter Blut entfernt werden, werden sofort die Eiweißspeicher in den Blutgefäßen und im Bindegewebe geleert. Der Körper kompensiert den Eiweißverlust, indem er die gleiche Eiweißmenge aus den Eiweißspeichern entfernt. Infolgedessen werden unter anderem die Gefäße wieder frei. Das Blut kann wieder ungehindert fließen, und der Blutdruck sinkt innerhalb von wenigen Minuten auf normale Werte.

Forschungen aus neuerer Zeit beweisen also die Wirksamkeit dieser altbewährten Maßnahme: Der Aderlass führt zu einem Druckabbau in den Blutgefäßen sowie zu einer nicht zu unterschätzenden Anregung der Regenerationsfähigkeit des Körpers. Man kann sagen, dass er das Blut verdünnt, den Kreislauf und die Blutversorgung fördert, insbesondere in den kleinen Gefäßen. Durch das Entziehen des Venenblutes wird die Konzentration der festen Blutbestandteile herabgesetzt, so dass das Blut flüssiger wird. Dadurch kommt es zu einer verbesserten Fließeigenschaft mit einem daraus verbesserten Stoffaustausch zwischen Kapillaren und Zellmembran, zum Beispiel von Sauerstoff und Nährstoffen, sowie zur Ausleitung von Stoffwechselausscheidungsprodukten.

Das Ziel des Aderlasses ist es nicht, dem Patienten möglichst viel Blut abzunehmen, sondern eine Entlastung und Reinigung des Blutes und eine Freisetzung von Selbstheilungskräften zu bewirken.

Die überwältigenden Erfolge mit dem Hildegard-Aderlass sollten gerade auch in unserer Zeit ein Umdenken und eine Wende im Gesundheitssystem auslösen, zumal auch zahlreiche neuere wissenschaftliche Langzeitstudien beweisen, wozu der Aderlass gut ist (siehe auch die Auswahl klinischer Studien im Anhang dieses Buches). Er ist sozusagen ein »Allheilmittel«, denn unter anderem

- senkt er den Bluthochdruck (Hypertonie) ebenso wie
- zu hohe Cholesterin- und Triglyzeridwerte,
- den Hämatokritwert, mit dem die Zähigkeit des Blutes angegeben wird,
- erhöhte Glukose- und
- überhöhte Bluteisenwerte.
- Er schützt vor Arteriosklerose, Hörsturz und Schlaganfall und
- senkt das Herzinfarktrisiko um 88 Prozent.
- Er verhütet die Thrombose- und Emboliegefahr,
- schützt vor Krebs,
- neurodegenerativen Krankheiten wie Parkinson, Alzheimer und amyotropher Lateralsklerose (ALS).
- Er verbessert die Gehirndurchblutung,
- stimuliert die Blutbildung und die Abwehrkräfte,
- beseitigt Hormonregulationsstörungen,
- hilft im Klimakterium bei Hitzewallungen, Schweißausbrüchen und Depressionen.
- Er hilft beim Kinderwunsch und
- schützt vor Leberkrankheiten.
- Er verhütet das metabolische Syndrom und seine Risikofaktoren, wie er auch
- Gallensäure und »Schwarzgalligkeit« (Melancholie) beseitigt.
- Er schützt vor dem Burn-out-Syndrom, vor Depressionen und
- vor Autoaggressionserkrankungen.
- Er beseitigt oxidativen Stress durch freie Radikale,
- schützt vor zu rascher Alterung und
- verhütet quasi alle Krankheiten.
- Darüber hinaus erfüllt er auf allen fünf Ebenen die Kriterien der ganzheitlichen Heilung: an Körper, Seele, Geist, »Energie« und Spiritualität.

- Er ist ein Beitrag zur Kostensenkung im Gesundheitswesen, denn er ermöglicht eine Medizin, die weitgehend ohne den Einsatz teurer Medikamente auskommt,
- er entfesselt sämtliche Selbstheilungskräfte, die jedem Menschen von Natur aus »gratis« mitgegeben wurden, und
- verbessert die »Weltgesundheit« allgemein.

Erfolgsbericht: Altbewährter Aderlass und Hildegard-Heilmittel machen neuzeitliche Medikamente überflüssig

Eine 37-jährige Zahntechnikerin litt seit fünf Jahren an primär chronischer Polyarthritis mit Schwellungen, einem »Pelzigkeitsgefühl« in den Fingergelenken sowie Schmerzen in allen übrigen Gelenken.
Sie musste ihren Beruf aufgeben, weil sie infolge der Beschwerden die Feinarbeit mit ihren Fingern nicht mehr verrichten konnte. Die Beschwerden wurden mit vielen Schmerzmitteln, Azulfidine und Kortison unterdrückt, aber die Heilung blieb aus. Erst die Umstellung auf die Hildegard-Kost mit Dinkel, Obst und Gemüse, einer Fasten- und Aufbauwoche sowie jährlich ein Aderlass brachten allmählich eine Besserung. Die schulmedizinischen Medikamente konnten schließlich ganz abgesetzt werden. Die Patientin wurde in der Zwischenzeit zweimal Mutter gesunder Kinder. Nun, nach fünf Jahren, ist die Polyarthritis vollkommen zurückgegangen, und die Patientin hat keinerlei gesundheitliche Beschwerden mehr.

Die Viersäftelehre – die Kräfte, in denen das Leben fließt

Die Viersäftelehre bzw. »Humoralpathologie« der hippokratischen Medizin und die daraus von Galen entwickelte Krankheitslehre war wie gesagt von der Antike bis ins 19. Jahrhundert das Fundament der abendländischen Medizin. Nach diesem klassischen Konzept befinden sich die vier primären Körperflüssigkeiten oder *humores* – Blut (lateinisch *sanguis*), Schleim (griechisch *phlégma*), gelbe Galle (griechisch *cholé*) und schwarze Galle (griechisch *mélaina cholé*) – beim gesunden Menschen im Gleichgewicht (Eukrasie). Für Krankheitszustände aller Art machte man eine Dysbalance (Dyskrasie) im Verhältnis dieser Säfte verantwortlich.

Auch wenn sich Generationen von Medizinern endlos Gedanken über die Viersäftelehre gemacht haben und über »Schwarzgalle« oder Phlegma viel gerätselt worden ist, konnten weder die Ärzte des (Hoch-)Mittelalters noch die Schule von Salerno[10] in ihrem *Compendium Salerni* (um 1160) und auch nicht die »moderne« Medizin mit ihrer Reduktion der Säfte auf rein biologisch-chemische Vorgänge die Humoralpathologie in ihrer ganzheitlichen Komplexität entschlüsseln. Hildegard von Bingen allerdings hatte die Weitsicht zu erkennen, dass die »Säfte« nicht nur körperliche Zustände beschreiben, sondern auch mit spirituellen, geistigen und seelischen Einflüssen im Zusammenhang stehen.

Das harmonische Gleichgewicht entsteht und wird aufrechterhalten, wenn sich Körper, Seele und Geist in Einklang mit dem Kosmos befinden. Doch ist der Mensch – aus welchen Gründen auch immer – ein »Rebell«: Er verstößt gegen die natürliche Schöpfungsordnung, und so verändert sich nach einer gewissen Zeit die Beschaffenheit seines »Säftehaushalts« mit der Folge, dass er letzten Endes krank wird. Er trägt auch die Verantwortung für seine Ernährung und seinen Lebensstil, die zu 80 Prozent seine Gesundheit schützen oder ihr schaden können. All diese Aspekte und noch einige mehr lassen sich nicht trennen und als unabhängig voneinander behandeln. Alle Therapiemaßnahmen, die sich nur auf einer Ebene abspielen und die ganzheitlichen Einflüsse außer Acht lassen, sind daher langfristig gesehen nicht erfolgreich – ebenso wie die reine Unterdrückung von Symptomen, ohne die zugrunde liegende Ursache einer Krankheit zu beseitigen. Sofern die seelisch-geistigen Gründe, wie sie von Hildegard beschrieben werden, bei einer medizinischen Maßnahme nicht ebenfalls berücksichtigt werden, kommen die Krankheiten in aller Regel wieder, und zwar meistens mit größerer Vehemenz als zuvor. Wenn man diese Zusammenhänge berücksichtigt, kann durch den Heilerfolg in einem Bereich des menschlichen Lebens allerdings durchaus auch ein Synergieeffekt eintreten, indem sich der Fortschritt ebenso auf anderen Ebenen bemerkbar macht. Mit dieser umfassenden Gesamtsicht ist die Hildegard-Heilkunde den gängigen modernen Spezialwissenschaften in mancherlei Hinsicht weit überlegen.

Die Entschlüsselung der Viersäftelehre

Anders als in der medizinischen Tradition, die seit Hippokrates von Blut, Schleim sowie der schwarzen und gelben Galle berichtet, beschreibt Hildegard vier Säfte, die von den kosmischen Elementen beeinflusst werden: »So lebt der Mensch durch vier Säfte, wie auch die Welt aus vier Elementen besteht ... Ebenso erhalten die Elemente, wenn sie geordnet im Menschen wirken, seine Gesundheit ... Sobald aber ein Saft seine Grenzen überschreitet, ist der Mensch gefährdet.«

Die vier Säfte stehen ihrer Auffassung nach in Verbindung mit den vier Elementen und vier Blutbestandteilen, die sich bei jedem gesunden Menschen in einem ausgewogenen Verhältnis befinden. Die Erforschung der Säftelehre bei Hildegard von Bingen geht auf den belgischen Arzt Louis van Hecken zurück. Sind die vier Elemente im Gleichgewicht, ist der Mensch gesund, und seine *humores* stehen im richtigen Verhältnis. Dieser Mensch hat einen guten *Humor.* »Wenn aber ein Schleim sein Maß übersteigt, können die beiden übrigen Säfte nicht in Frieden bleiben, es sei denn mit der Gnade Gottes. Entweder durch Stärke wie bei Samson oder durch Weisheit wie bei Salomo oder als Prophet wie Jeremia oder einigen Heiden wie zum Beispiel Plato. Wo die anderen Menschen irren, werden diese durch Gottes Gnade in ihrer Rechtschaffenheit gestärkt ... derart, dass sie zeitweise krank sind und wieder gesund, einmal furchtsam und danach wieder starkherzig, einmal traurig und wieder froh gestimmt ...«

Nach Hildegard haben die vier Säfte vier verschiedene Qualitäten, die von den vier Elementen beeinflusst werden – trockenes Feuer, feuchte Luft, schaumiges Wasser und lauwarme Erde –: »Aus der Wärme des Feuers entsteht eine trockene Substanz (Erythrozyten), aus der Luft eine feuchte

(Plasma), aus dem wässrigen Blut eine schaumige (Thrombozyten), und aus dem irdischen Fleisch wird eine lauwarme Substanz (Leukozyten) ausgeschieden.« Dieses Bild beschreibt die vier Blutbestandteile:

- *Erythrozyten:* rotes Feuer,
- *Leukozyten:* lauwarme Erde,
- *Thrombozyten:* schaumiges Wasser,
- *Blutplasma:* feuchte Luft.

Die vier Säfte und ihre Eigenschaften sind gleichzeitig ein Maßstab für die Eigenschaften der vier Temperamente. Jeder Mensch verfügt natürlich über alle vier Säfte, wobei der dominierende Anteil den Charakter kennzeichnet. Im tabellarischen Überblick erkennen wir den komplexen Zusammenhang aller vier Größen, von denen unsere Gesundheit abhängt.

Element	Säfte	Blutbestandteil	Temperament
Feuer	trocken	Erythrozyten	Choleriker
Luft	feucht	Blutplasma	Sanguiniker
Wasser	schaumig	Thrombozyten	Phlegmatiker
Erde	lauwarm	Leukozyten	Melancholiker

Aus der Kombination der vier Säfte und ihrer Einflüsse auf den Menschen ergeben sich aus dem Produkt (1 x 2 x 3 x 4 =) 24 internistische Grunderkrankungen, die in Hildegards medizinischem Lehrwerk beschrieben sind.

Unsere Gesundheit hängt vor allem von der Qualität und vom Gleichgewicht der Säfte ab. »Schlechte Säfte« belasten die Qualität unseres Blutes und sind die Ursachen fast aller Krankheiten, können aber mit dem Aderlass sofort und auf schonende Art und Weise wieder ins Gleichgewicht gebracht werden.

In Goethes *Faust* verlangt Mephistopheles, dass Dr. Faust den Pakt mit seinem Blut unterschreibt, denn wer »das Blut hat«, dem gehört sinngemäß auch der Mensch. Nicht nur deshalb ist Blut »ein ganz besonderer Saft«. Man hat es auch »das fließende Menschenleben« genannt, weil wir aus ihm fortwährend Nahrung, Energie, Sauerstoff, kurz alles entnehmen, was wir zum Leben brauchen. Manche nennen das Blut auch den »Stoff des Lebens«. Die Zusammensetzung des Blutes ist maßgeblich für unsere Gesundheit verantwortlich. Zur Blutbildung (Hämatopoese) werden im Knochenmark jeden Tag viele Millionen rote (Erythrozyten) und weiße Blutkörperchen (Leukozyten) und Blutplättchen (Thrombozyten) gebildet. Sie haben nur eine kurze Lebensdauer von 120 Tagen, bevor sie in der Milz und den sogenannten Kupffer-Zellen in der Leber aus dem Blut herausgefiltert und abgebaut werden.

Das Hämoglobin – ein Eiweiß im Inneren der roten Blutkörperchen – wird in mehreren Schritten über das Bilirubin zu Urobilin und Sterkobilin abgebaut. Während Urobilin den Urin gelb färbt, ist Sterkobilin für die typische Farbe des Kots verantwortlich.

Der Prozess der Reifung und Vermehrung der Zellen wird durch das in Niere und Leber produzierte Hormon Erythropoietin gefördert. Eine wichtige Rolle dabei spielt Eisen, das zur Bildung von Hämoglobin benötigt wird. Außerdem sind Vitamin B12 (Cobalamin) und Folsäure maßgeblich beteiligt. Kommt es zu einem Sauerstoffmangel im Körper, zum Beispiel während eines Aufenthalts im Hochgebirge, so wird die Hormonausschüttung erhöht, was längerfristig zu einer erhöhten Anzahl an roten Blutkörperchen im Blut führt. Diese können mehr Sauerstoff transportieren und wirken so dem Mangel entgegen.

Die Hauptbestandteile des Blutes

Rote Blutkörperchen (Erythrozyten) versorgen die Organe mit Sauerstoff aus der Lunge und transportieren Kohlendioxid aus den Organen wieder zurück zur Lunge. Dazu nutzen sie Hämoglobin. An dieses Eiweiß bindet sich Sauerstoff an ein Eisen-Ion in der Lunge und wird vom Blut durch die kleinsten Kapillaren an alle Körperzellen transportiert, verbrannt und als Kohlendioxid wieder abgegeben. Der Normalwert roter Blutkörperchen für Männer beträgt etwa 5,4 Millionen pro Mikroliter Blut, für Frauen etwa 4,8 Millionen.

Zu den *weißen Blutkörperchen (Leukozyten)* zählen die Granulozyten, Monozyten und Lymphozyten. Ihre Funktion besteht darin, den Körper vor schädlichen Angriffen zu schützen. Im Blut eines gesunden Menschen sind zwischen 5 und 10 Millionen Leukozyten pro Milliliter. Sie unterscheiden körpereigene von körperfremden Substanzen, spüren Krankheitserreger auf und vernichten sie. Weiße Blutkörperchen befinden sich nur teilweise im Blut, sie können sich auch im Gewebe aufhalten. Die Lymphozyten arbeiten in den Organen des lymphatischen Systems.

Die *Blutplättchen (Thrombozyten)* heilen Verletzungen in den Gefäßen. Sobald sie mit dem durch die Verletzung freigelegten Protein Kollagen in Kontakt kommen, leiten sie innerhalb von Sekunden die Blutgerinnung ein. Die Blutplättchen können miteinander verkleben und bilden einen Thrombus, der die Arterien in Sekundenschnelle verstopfen kann, was möglicherweise einen Schlaganfall, Herzinfarkt oder Hörsturz zur Folge hat. Der Normbereich der Thrombozyten liegt zwischen 140 und 440 Millionen pro Milliliter Blut.

Das *Blutserum* ist das Blutplasma ohne Gerinnungsfaktoren, das man beim Stehenlassen des Blutes als Überstand erhält. Serum wird gewonnen, indem das Blut in einem Röhrchen nach vollständigem Gerinnen zentrifugiert wird. Das Serum besteht zu etwa 90 Prozent aus Wasser, zu circa 10 Prozent aus Eiweißen, zu denen die Immunglobuline der humoralen Abwehr gehören. Die restlichen 2 Prozent bestehen aus Elektrolyten, Nährstoffen, Abfallstoffen und Hormonen. Die Lipoproteine transportieren Fette und Cholesterin durch den Körper. Weiter sorgen Gerinnungsfaktoren zusammen mit den Blutplättchen für die Blutstillung und verhindern so einen größeren Blutverlust nach einer Verletzung des Körpers. Durch gelöstes Bilirubin ist es gelblich gefärbt.

Das *Blutplasma* ist der flüssige zellfreie Teil des Blutes und enthält im Gegensatz zum Serum noch alle Gerinnungsfaktoren. Es wird durch das Zentrifugieren vom Blut abgetrennt, wobei Gerinnungshemmer zugesetzt werden müssen. Der Anteil der Eiweiße beträgt etwa 60 bis 80 Gramm pro Liter, dies entspricht 8 Prozent des Plasmavolumens. Die Plasmaeiweiße übernehmen Aufgaben des Stofftransports, der Immunabwehr, der Blutgerinnung und der Aufrechterhaltung des pH-Werts sowie des osmotischen Drucks.

Die Hauptaufgaben des Blutes

Die Zellatmung: Über das Blut wird eingeatmeter Sauerstoff aus der Lunge in die Zellen des Körpers transportiert. Als Nebenprodukt der Zellatmung entsteht dann Kohlendioxid, das, vom Blut aufgenommen, zur Lunge transportiert und über diese ausgeatmet wird.
Die Ernährung der Zellen: Nährstoffe, die im Magen-Darm-Trakt vom Körper aufgenommen werden, gelangen über das Blut zu den einzelnen Organen. Überschüssige Nährstoffe werden mit Hilfe des Blutes in die Speichergewebe eingelagert. Abfallstoffe, die während der Stoffwechselprozesse der einzelnen Organe entstehen, werden wiederum vom Blut aufgenommen und zur Niere befördert, über die sie ausgeschieden werden.
Der Hormontransport: Das Blut befördert Hormone, die in den Hormondrüsen wie in der Hirnanhangsdrüse (Hypophyse) oder Nebenniere gebildet und an oft weit entfernte Wirkungsstätten im Körper transportiert werden müssen.
Die Regulation der Körpertemperatur: Das Blut transportiert auch die Wärme, die in den Organen bei Stoffwechselreaktionen im Überschuss gebildet wird, in die Haut. Über die Haut wird die Wärme dann abgegeben. Der Blutkreislauf gewährleistet aber ebenso, dass jedes Organ die Wärme erhält, die es für seine Aufgaben benötigt.
Die Immunisierung durch Antikörper: Unser Körper ist täglich einem regelrechten Ansturm von Viren und Bakterien ausgesetzt. Dank unserem Immunsystem sind wir in der Regel vor diesen Krankheitserregern geschützt, wobei der Körper gezielt Antikörper gegen die Eindringlinge (Antigene) produziert. Antikörper verbinden sich mit dem Antigen und alarmieren Killer- und Fresszellen, die die Krankheitserreger

beseitigen und unschädlich machen. Einmal gebildet, bleiben Antikörper lebenslang im Blut und schützen uns vor Infektionen, darauf beruht das Prinzip der natürlichen Immunisierung. Jeder Mensch verfügt über etwa ein bis zwei Milliarden unterschiedlicher Antikörper, die kontinuierlich mit dem Blutkreislauf durch den Körper wandern und dort Tag und Nacht aufpassen, damit wir vor Infektionen und Krankheiten geschützt sind.

Die Regulation des Wasser- und Mineralienhaushalts: Die über die Nahrung und mit Getränken aufgenommene Flüssigkeit und die Mineralien werden bis zu den Kapillaren transportiert und dort an die Zellen abgegeben, die Wasser und Mineralien benötigen. Gleichzeitig geben auch die Gewebe Flüssigkeit und Mineralien an die Kapillaren ab. Überschüssiges Wasser wird über die Nieren ausgeschieden.

Die Aufrechterhaltung des pH-Wertes: Im Körper können Stoffwechselvorgänge nur dann funktionieren, wenn der pH-Wert des Blutes sich innerhalb bestimmter Grenzen befindet. Ein optimaler pH-Wert liegt zwischen 7,36 und 7,44 und ist ständigen Schwankungen unterworfen. Der pH-Wert wird über das Puffersystem des Blutes reguliert, so dass der Körper weder einen Säureüberschuss noch einen zu hohen Anteil an Basen aufweist. Bei Stress und Zorn, Trauer und Aggression fließt aus der Leber zu viel Gallensäure und übersäuert das Blut. Die Säure muss von den Mineralien des Knochens neutralisiert werden, wodurch Osteoporose entstehen kann. Bei Übersäuerung können die Körperzellen sich entzünden und autoaggressiv vernichtet werden.

Das Blutgefäßsystem

Das Gefäßsystem des Körpers versorgt jede einzelne Körperzelle mit Blut, Abwehrstoffen, Energie und lebensnotwendigen Nährstoffen. Auf seinem Rückweg nimmt das Blut die Stoffwechselendprodukte, Abfälle und Stoffwechselschlacken wieder mit. Wir unterscheiden verschiedene Arten von Blutgefäßen:

- *Arterien:* Sie transportieren sauerstoffreiches Blut zu den Körperzellen und Organen.
- *Venen:* In ihnen fließt das sauerstoffarme Blut wieder zum Herzen zurück. Beim Aderlass werden von uns ausschließlich die Venen punktiert.
- *Arteriolen und Venolen:* Arteriolen sind kleine Arterien, die im Kreislauf hinter den Arterien und vor den arteriellen Kapillaren liegen. Ihr venöses Pendant sind die Venolen. Arteriolen und Venolen sind die kleinsten noch mit bloßem Auge erkennbaren Blutgefäße.
- *Kapillaren:* Die Blutkapillaren sind etwa 0,5 Millimeter lang und haben einen Durchmesser von 4 bis 10 Mikrometer. Ihr Durchmesser ist gerade so groß, dass rote Blutkörperchen mit einem Durchmesser von 7 Mikrometer hindurchpassen, aber nur wenn sie elastisch sind und sich verformen können. Verkleben die Blutkörperchen zu »Geldrollen« (das ist die sogenannte »Rouleaubildung« oder »Pseudoagglutination«), verursachen sie Durchblutungsprobleme, weil sie nicht mehr durch die Kapillaren passen. Durch den Hildegard-Aderlass werden die roten Blutkörperchen wieder elastisch, wodurch die Durchblutung verbessert wird.

Blutkrankheiten und Blutgifte

Außer Krankheiten, die sich durch Veränderungen im Blutbild erkennen lassen, gibt es auch solche, die das Blut bzw. seine Bestandteile selbst befallen.

Zu den wichtigsten Krankheiten zählen die *Anämie* oder Blutarmut, die *Hämophilie* oder Bluterkrankheit und die *Leukämie* als Blutkrebs. Bei einer Anämie kommt es aufgrund vielfältiger Ursachen zu einer Unterversorgung des Körpers mit Sauerstoff (Hypoxie). Bei Hämophilien ist die Blutgerinnung gestört, was in schlecht oder nicht stillbaren Blutungen resultiert. Bei einer Leukämie werden übermäßig viele weiße Blutkörperchen gebildet und bereits in unfertigen Formen ausgestoßen. Dies führt zu einer Verdrängung der anderen zellulären Bestandteile des Blutes im Knochenmark.

Blutgifte (Hämotoxine) sind Stoffe, durch deren chemische Beschaffenheit sich das Blut-, Blutgerinnungs- oder Blutbildungssystem derart verändert, dass die Transport- und Stoffwechselfunktion des Blutes eingeschränkt oder verhindert wird. Dies kann eine Schädigung des Blutkreislaufs bis hin zum Kreislaufkollaps zur Folge haben. Zu den chemischen Verbindungen, die als Blutgifte wirken, zählen die meisten chemischen Arzneimittel, Natriumfluorid in Zahnpasta, Kohlenmonoxid (CO), Benzol, Alkohol, Koffein, organische Nitroverbindungen, Schwermetalle wie Quecksilber, Arsen- und Bleiverbindungen, aber auch Leichtmetalle wie zum Beispiel Aluminium in Deodorants und in Impfstoffen sowie Metalle aus Kosmetika, die als Nanopartikel über die Haut aufgenommen werden.

Es ist für unsere Gesundheit von eminenter Bedeutung, dass die Gifte, Schlackenstoffe und schlechten Säfte mitsamt der übermäßigen Schwarzgalle durch den Hildegard-Aderlass entfernt werden. Der Körper hat die allergrößten Schwierigkeiten, mit diesen Giften zu existieren, und er wird schließlich krank, um sie durch Krankheiten zu eliminieren. Es ist von daher gesehen in gewisser Weise schon riskant, ohne jährlichen Aderlass zu leben ...!

Das größte Problem sind die krank machenden Körpersäfte *(mali humores)*, wie sie bei einer schlechten Ernährung, durch gesundheitliche Störungen *(infirmi humores)* und Umweltgifte *(noxi humores)* entstehen. Dazu kommt noch die Schwarzgalle, sie ist die schicksalsschwere Ursache aller Leiden und an der Entstehung von fast allen Krankheiten beteiligt: »Seitdem befallen den Menschen Traurigkeit, Verzweiflung und Zorn und quälen ihn wie stechende Nägel so lange mit Schmerzen, bis die Schwarzgalle wieder verschwindet. Nun aber fließt die Galle über und vergiftet sein Blut, so dass er in krank machende Leidenschaften verfallen kann, zum Beispiel Trauer, Zorn, Wut, Neid, Frustration, Ärger.«

Resümierend kann man feststellen, dass die Zusammensetzung der Säfte über das Wohl und Wehe unserer Gesundheit entscheidet und dass der Mensch erst vollständig gesund sein kann, wenn die Säfte im Gleichgewicht sind.

Ursachen von Krankheiten und Krankheitsverhütung

Sowohl die Fehler in unserer Ernährung als auch im »psychosozialen Verhalten«, wie Hildegard sie beschrieben hat, belasten und verändern die Qualität unseres Blutes, ganz speziell das Gleichgewicht der Blutbestandteile. Studien über die Ursachen von Krankheiten bestätigen weltweit, dass

Krebs zu einem Großteil durch Ernährungsfehler ausgelöst wird. Der Hildegard-Aderlass ist in der Lage, die »schlechten Säfte«, die durch Ernährungsfehler entstanden sind, zu beseitigen und das Säftegleichgewicht wiederherzustellen.

Krankheiten infolge schlechter Ernährung

In ihrem medizinischen Lehrbuch *Causae et Curae (CC)* beschreibt Hildegard die Ursachen und Behandlungsmöglichkeiten der meisten Krankheiten, die den Menschen heimsuchen können. Dabei fällt auf, dass die überwiegende Mehrzahl der pathologischen Zustände durch Ernährungsfehler ausgelöst werden. Zu den vor allem diätetisch bedingten gesundheitlichen Störungen, deren Heilungsverlauf neben einer gezielten Nahrungsumstellung auch durch den Aderlass günstig beeinflusst werden kann, zählen im Besonderen die folgenden:

- *Migräne:* »Kommt von der Schwarzgalle und den schlechten Säften.«
- *Kopfschmerzen:* »... schlechte Säfte von Rohkost und zu viel Obstsaft.«
- *Beeinträchtigungen des Gehirns:* »Die Sinnesorgane erzeugen gute oder schlechte Säfte.«
- *Sehschwäche:* »... schlechte Säfte mit zu viel Wasser.«
- *Schwerhörigkeit:* »Schlechte Säfte belasten den Kopf und verstopfen das Gehör.«
- *Zahnschmerzen:* »Schlechtes, faules Blut zieht zum Gehirn und von dort zu den Zähnen.«
- *Milzschwellung:* »Schlechte Säfte aus Rohkost verursachen Schwellung und Schmerz.«

- *Herzschmerzen:* »Schlechte Säfte aus den Eingeweiden und der Milz vermischen sich mit der Schwarzgalle und belasten das Herz.«
- *Leberkrankheiten:* »Schlechte Säfte von Lunge, Herz und Magen erzeugen eine Überschwemmung.«
- *Nierenprobleme:* »... schlechte Säfte von schlechter Verdauung im Magen.«
- *Rückenschmerzen:* »... schlechte und schädliche unverdaute Speisen.«
- *Hodentumor:* »... schlechte Säfte in den Geschlechtsteilen.«
- *Gicht:* »... schlechte Säfte infolge übermäßigen Durcheinanderessens.«
- *Abszess:* »... schädliche und reichliche Säfte.«
- *Schnupfen:* »... schädlicher Schleim vom Gehirn (!).«
- *Rheuma, Lähmung, multiple Sklerose (MS):* »... üble Säfte, fette, schleimige Säfte.«
- *Cerebralsklerose:* »Böse Säfte erzeugen einen Rauch, der zum Gehirn aufsteigt.«
- *Erbrechen:* »... übermäßig kalte Speisen, übermäßiges Trinken.«
- *Durchfall:* »Erregte Säfte aus Körperschwäche oder unreifer Nahrung (Sprossen) treiben unverdaute Nahrung wieder aus.«
- *Hämorrhoiden:* »... schlechte und dünne Säfte.«
- *Lymphknotenschwellungen:* »... schlechte Säfte von Rohkost und Wein.«
- *Brustkrebs:* »... schlechte Säfte vom Herzen, von Lunge, Leber, Magen und Darm.«
- *Hautausschlag:* »... schlechte Säfte vom ganzen Körper.«
- *Gelbsucht:* »... Überfluss an Galle und kranke Säfte.«
- *Präkanzerose (Vorkrebskrankheit):* »Ein Überfluss an

schlechten Säften vom Herzen, von Lunge, Leber, Magen und den übrigen Eingeweiden vermischt sich mit der Schwarzgalle zu einem ›faulen Schleim‹, der durch den ganzen Körper zieht.«

- *Würmer:* »... schädliche, schlechte und giftige Säfte.«
- *Krebsviren:* »... Menschen mit starken Knochen und Gliedmaßen, großen Blutgefäßen, Herz-Kreislauf-Schwäche und vielen Viren und Toxinen.«
- *Gallen-, Blasen- und Nierensteine:* »... schlechte Säfte vom vielen Durcheinanderessen und -trinken.«
- *Lähmungen:* »... schlechte Säfte durch unpassende Speisen und Getränke.«

Krankheiten, die durch Schwarzgalle ausgelöst werden

Es gibt laut Hildegard keine einzige innere Krankheit, bei der nicht die vielbeschriebene Schwarzgalle beteiligt ist. Sie ist im Blut eines jeden mehr oder weniger vorhanden, seitdem die Menschen »aus der Einheit gefallen« sind (»das Paradies verlassen haben«) und sich als Folge mit Krankheiten herumplagen.

Hildegard schreibt, dass sich durch das Essen der »verbotenen Frucht« *melanche* (Schwarzgalle) gebildet habe, die nicht nur das Blut »vergifte«, sondern auch Krankheiten auslösen könne: »Der Grund dafür, dass die Menschen so viele Krankheiten haben, liegt an der Schwarzgalle. Wäre nämlich der Mensch im Paradies geblieben, so wäre die Schwarzgalle, von der die vielen Übel kommen, nicht in seinem Körper, sondern sein Fleisch wäre ganz gesund und frei von Krankheitsstoffen ... Stattdessen und im Gegensatz dazu hat jetzt der Mensch Gift und schlechte Säfte in sich, die zu allerlei

Krankheiten führen.« Die Schwarzgalle sei die schicksalsschwere Ursache allen Übels und bei der Entstehung von fast allen Krankheiten beteiligt.

Sie darf nicht mit der Galle verwechselt werden, die von Hildegard mit dem lateinischen Namen *fel* bezeichnet wird. »Es gibt aber andere Menschen, die traurigen Gemüts, furchtsam und unentschlossen sind, so dass keine rechte Ordnung und Disziplin in ihnen ist. Sie sind wie ein heftiger Wind, der allen Pflanzen und Früchten schadet. Daher kommt es denn, dass sich in ihnen ein Phlegma bildet, das weder feucht noch dick ist, sondern ein Mittelding. Es ist wie ein zäher Schleim, der sich wie Gummi lang auszieht und die Schwarzgalle entstehen lässt ... Diese Schwarzgalle ist dunkel gefärbt und bitter, haucht alles Übel aus und erzeugt zuweilen sogar Krankheit des Gehirns, lässt am Herzen dessen Gefäße gleichsam aufsieden (entzünden) und führt zu Traurigkeit und Misstrauen an jeglichem Trostwort, so dass der Mensch sich an nichts mehr freuen kann, was zum höheren Leben und Trost im zeitigen Dasein gehört.«

Dem belgischen Arzt Dr. Louis van Hecken ist es gelungen, die Schwarzgalle unter dem Mikroskop zu entdecken und sogar zu fotografieren. Wenn wir einen Tropfen Blut unters Mikroskop legen, können auch wir schwarze Konglomerate erkennen, die mit der Beschreibung der Schwarzgalle von Hildegard übereinstimmen. Die Schwarzgalle wird übrigens bisher noch nicht von der heutigen Schulmedizin beschrieben (siehe auch die Abbildung im Bildteil)!

Nach Hildegard entsteht sie aus dem »lauwarmen Phlegma«: »Es ist wie ein zäher Schleim, der sich lang auszieht und die Schwarzgalle entstehen lässt, welche durch den Atem der Schlange aus Adams Samen im Anfang entstanden ist.« Adams Samen ist synonym mit dem Erbgut. Im Blut befindet

sich DNS im Zellkern der weißen Blutkörperchen (Leukozyten). Schwarzgalle ist eins von deren Abbauprodukten (siehe auch die Abbildung im Bildteil).
Dr. van Hecken konnte darüber hinaus Leukozyten fotografieren, die wie lange Gummis aussehen und mit der Beschreibung von Hildegard übereinstimmen.

Die »Schlackenfrage«

Beim Abbau der Blutbestandteile entstehen Stoffwechselendprodukte und Schwarzgalle als Ursache vieler Krankheiten. So wird zum Beispiel beim Abbau roter Blutkörperchen aus deren Zellmembran Cholesterin generiert, das je nach der Menge der Erythrozyten erhöht oder erniedrigt sein kann. Aber nicht nur die Blutzellen, sondern auch alle anderen Körperzellen werden ständig ab- und aufgebaut. Cholesterin ist der Hauptbestandteil aller Zellwände, und auch das wird frei und wiederverwendet. Daher ist der Cholesterinspiegel für jeden individuell verschieden und nahezu konstant. Zusätzlich entsteht beim Abbau von Eiweiß aus den körpereigenen Blutzellen Harnsäure, die bei einer bestimmten Konzentration Gicht auslösen kann. Beim Abbau des roten Blutfarbstoffs Hämoglobin entstehen Gallensäure, Eisen und der schwarze Farbstoff Bilirubin, ebenfalls Abfallprodukte, die wiederverwendet oder ausgeschieden werden.
Fakt ist: Wenn die Schlackenstoffe nicht durch Aderlass entfernt werden, lagern sie sich im Körper an und lösen Krankheiten aus.
Das Wort »Schlackenstoffe« löst in etablierten Kreisen allerdings vielfach Kopfschütteln oder sogar Spott aus. Als typisches Statement hört man immer wieder: »Wir haben noch

nie Schlacken im Blut gesehen – höchstens arteriosklerotische Ablagerungen in den Arterien.«

»Und die Mikroangiopathie[11]?«, möchte man entgegenhalten.

»Ja, aber das betrifft doch nur die Arteriolen und Venolen ...«

Was heißt hier »nur«? Faktisch finden sich eben auch Verdickungen in den Kapillaren der Basalmembran[12] mit den bekannten Stenosierungen und Thrombosierungen der kleinen und kleinsten Gefäße, die zu einer massiven Thrombose, einem Schlaganfall, einem Hörsturz oder Herzinfarkt führen können! Darüber hinaus lassen sich Ablagerungen in Form von kalziumorganischen Salzen als Ablagerungen in den Blutgefäßen sogar im Computertomogramm (CT) sichtbar machen.

Es ist leicht nachvollziehbar, dass Störungen in diesem Bereich zur Ablagerung von Gewebsschlacken, zur Übersäuerung oder zur Degeneration des normalen, gesunden »Sollzustands«, zu einem blockierenden »Gelzustand«, zu entzündlichen Reizungen oder zu sonstigen Fehlreaktionen und so in der Folge immer zum Funktionsdefizit in diesem sensiblen Gefüge führen.

Durch den Aderlass nach Hildegard wird die Basalmembran der Blutgefäße um die Hälfte verkleinert, wodurch allein die Fließgeschwindigkeit des Blutes mit seinen Transportgütern signifikant steigt.

Freie Radikale im Blut – Autoaggressionen programmiert

Freie Radikale sind kurzlebige Molekülfragmente mit wenigstens einem ungepaarten Elektron, das bestrebt ist, anderen Molekülen Elektronen zu entreißen. Sie reagieren mit diesen und können neue Radikale bilden. Dadurch entstehen gefährliche Kettenreaktionen, die sämtliche Körperzellen entzünden und zerstören können. Die Zellen des Körpers sind den Angriffen der freien Radikale nicht schutzlos ausgeliefert. Sogenannte Radikalfänger oder Antioxidantien fangen die freien Radikale ab und entschärfen sie, bevor sie die Zellen schädigen können.

Sauerstoffradikale entstehen bei der Energiegewinnung in der Atmungskette. Wird das Sauerstoffradikal frei, kann es oxidativen Stress ausüben und jede Körperzelle vernichten. Zellulärer oxidativer Stress resultiert aus einem Ungleichgewicht zwischen der Erzeugung reaktiver Sauerstoffradikale und der Konzentration zellulärer Schutzmoleküle, eben der Antioxidantien. Eine weitere Folge ist die oxidative Schädigung sämtlicher zellulärer Bestandteile, die zum Zelltod führen kann.

Unbehandelter oxidativer Stress verursacht also Zellschäden und führt zu einer beschleunigten Alterung, aber auch zu Krebs durch einen Angriff auf die Gene im Zellkern. Die Vermeidung von oxidativem Stress, der durch freie Radikale verursacht wird, ist eine der sinnvollsten Präventivmaßnahmen zur Vorbeugung gegen schwere Erkrankungen und eine vorzeitige Alterung.

Antioxidantien sind beispielsweise in unseren Lebensmitteln reichlich vorhanden. Dazu gehören etwa die roten, gelben und blauen Farbstoffe im Gemüse und Obst wie Rote Bete, Karotten, Kürbis, Kirschen, Himbeeren, Schwarze und Rote Johannisbeeren, Brombeeren, Maulbeeren, Blaubeeren – und auch im Rotwein.

Bereits vor 850 Jahren berichtete Hildegard also über die Entstehung von Krankheiten aus schlechten Säften und »Rauch«, der durch den ganzen Körper zieht. Und wie wir heute wissen, transportiert das Blut nicht nur Sauerstoff und Kohlendioxid, sondern auch Stickoxid, einen Botenstoff des Nervensystems.

Dazu berichtet der Neurobiologe Professor Gerald Wolf von der Magdeburger Universität: »Noch bis Ende der achtziger Jahre kannten selbst Wissenschaftler Stickoxid gerade mal als Verbrennungsprodukt von Luft, in Abgasen enthalten, die unsere Wälder schädigen, vielleicht sogar uns selbst. Die Überraschung war komplett, als sich herausstellte, dass dieses Molekül, chemisch gesehen ein Radikal, in den Zellen unseres Organismus produziert wird ... Wir wissen bereits sehr genau, dass Stickoxid ein bedeutendes Glied in einer ganzen Reihe von Faktoren darstellt, die zu Hirngewebsuntergängen führt. Das ist zum Beispiel beim Schlaganfall so, aber auch bei den sogenannten primär degenerativen Erkrankungen wie der Parkinson-Krankheit und sicherlich auch bei der Alzheimer-Krankheit, bekanntlich die häufigste Ursache für den Altersschwachsinn.«[13]

Im Jahr 1998 wurde den Pionieren der Stickoxidforschung der Nobelpreis verliehen, und das *Time Magazine* ernannte Stickoxid zum »Molekül des Jahres«.

Stickoxid hat sowohl eine krankheitsauslösende Wirkung als auch gleichzeitig einen Schutzeffekt, wobei es nahezu mit allen Körperzellen reagieren kann. Durch den Hildegard-Aderlass kann ein Überschuss von Stickoxid entfernt werden, um Entzündungen, vorzeitigen Zerfall und übertriebenen Zellabbau durch Stickoxid zu vermeiden.

Erfolgsbericht: Überwindung einer durch chemische Arzneimittel verursachten »Selbstheilungsblockade«

Ein 60-jähriger Frührentner und ehemaliger technischer Angestellter litt seit sieben Jahren an heftigen Kopfschmerzen (Tag und Nacht), Polyarthritis in Fingern, Händen, Knien und Sprunggelenken, schmerzbedingter Schlaflosigkeit und an viralen Schmerzschüben mit Nachtschweiß und Schwächegefühl.

Gegen die Schmerzen musste der Patient alle vier Stunden zwei Valeron nehmen und zweimal täglich Keltican, dazu Dona 200 S. Außerdem nahm er noch ein Mittel gegen den hohen Cholesterinspiegel. Alle diese regelmäßig zugeführten chemischen Substanzen lösten bei ihm fürchterliche Nebenwirkungen aus wie Kopfschmerzen, Schwindel, Krämpfe, Gleichgewichtsstörungen, starken Nachtschweiß, übermäßigen Haarausfall und vieles andere mehr. Im Computertomogramm (CT) und in der Kernspintomographie wurden intensive Schädigungen im Marklager des Gehirns mit Zeichen eines allmählichen Hirnschwunds festgestellt (kortikale Atrophie). Der Körper war durch die Arzneimittel so vergiftet, dass das Immunsystem massiv geschädigt war.

Bereits durch einen Hildegard-Aderlass konnte der Cholesterinwert von 330 auf 212 Milligramm pro Deziliter gesenkt werden. Die Kopfschmerzen verschwanden schlagartig. Der Patient fühlte sich erleichtert und konnte sämtliche Medikamente bis auf eine Valeron-Tablette pro Tag einsparen. Durch Umstellung auf Dinkel-, Obst- und Gemüsekost stabilisierte sich der Allgemeinzustand über längere Zeit so, dass der Patient wieder ein »giftfreies« und nahezu beschwerdefreies Leben führen kann.

Der Hildegard-Aderlass – Praxis und Technik

Mit Hilfe von nur einer Aderlass-Nadel kann eine komplexe Mikrochirurgie in den Blutgefäßen und im Extrazellularraum durchgeführt werden. Dieser Raum ist die sogenannte extrazelluläre Matrix zwischen Kapillaren und Zellwänden, der Ausgangsort aller möglichen Krankheiten. Er ist gleichzeitig der Ort aller Entzündungs- und Abwehrvorgänge und damit sämtlicher Lebensgrundregulationen. Kein anderes Verfahren außer dem Aderlass ist in der Lage, diesen Ort zu entgiften, zu entsorgen und ihn zu versorgen, zu durchbluten, zu aktivieren und damit hier für Ordnung und Harmonie zu sorgen. Viele Berichte sprechen folglich davon, dass man sich nach dem Aderlass »viel leichter und wohler« gefühlt habe. »Wie eine Revolution im Körper: Das Alte verschwindet, und alles wird neu.« Oder: »Leicht fühl ich mich und glücklich.« Viele Beschwerden, vor allem jene, die in die Richtung Rheumatismus gehen, seien nach einem Aderlass »verschwunden, wie sie gekommen sind«. Also von wegen, Aderlass sei nur ein Placebo, wie immer wieder von Kritikern zu hören ist, zum Beispiel in der *Zeit*, wo es hieß, der Aderlass sei eine plausible, aber unwirksame Therapie.[14] Einmal abgesehen von der Tatsache, dass 70 Prozent aller Placebos genauso wirksam sind wie »richtige« Arzneimittel ...!

Aufgrund solcher Erfolgsfälle, der in diesem Buch beschriebenen wissenschaftlichen Arbeiten und zahlreicher überwältigender Erfahrungen vieler naturheilkundig tätiger Ärzte und Heilpraktiker kann der Aderlass nicht mehr als mittelalterliche Quacksalberei abgetan werden. In Zeiten, in denen unser Krankensystem durch die Kosten zusammenzubrechen droht, sollte man sich das Ignorieren so einfacher, nützlicher, problemloser und vor allem preiswerter Anwendungen eigentlich gar nicht mehr leisten können.

Erfolgsbericht: Aderlass erspart Bypass-Operation

Wirksam und relativ kostengünstig war die Aderlass-Therapie auch bei einem Patienten, dem man wegen seiner Herzbeschwerden zu einer Bypass-Operation geraten hatte. Zu der Entscheidung, auf den Bypass zu verzichten und sich dieser Maßnahme zu unterziehen, war der Patient gekommen, weil er schon Jahre zuvor mit anderen Hildegard-Heilmitteln positive Erfahrungen gesammelt und sich von deren Wirksamkeit überzeugt hatte.
Bei dem 72-jährigen ehemaligen Kriminalbeamten bestand Thrombose- und Emboliegefahr. Zwei Herzkranzgefäße waren teilweise bis zu 90 Prozent verschlossen. Es ging also um Leben und Tod. Die Ärzte drängten zu einem fünffachen Bypass. Der Patient litt an Herzschmerzen, Angina-Pectoris-Anfällen, Herzschwindel und -schwäche. Der Cholesterinspiegel stieg bis auf 380 Milligramm pro Deziliter. Der Patient wurde so mit Arzneimitteln überversorgt, dass sich das Krankheitsbild noch verstärkte: Isosorbiddinitrat, Acetylsalicylsäure, ACE-Hemmer, Kalziumantagonisten, alle miteinander mit Nebenwirkungen, die die Herzinsuffizienz verschlimmerten, ebenso die Schlaganfallgefahr, Herzrhythmusstörungen, drückende Kopfschmerzen und Müdigkeit.

Bereits nach einem Hildegard-Aderlass sank der Cholesterinspiegel von 290 auf 227 Milligramm pro Deziliter. Durch den Entzug von nur 200 Milliliter Blut wurden etwa 100 Gramm Eiweiß entfernt (wie im Kapitel »Ursprung und Geschichte des Aderlasses« beschrieben). Der Körper ersetzte dieses Eiweiß sofort aus den arteriosklerotischen Eiweißspeichern der Blutgefäße, wodurch sich die Fließeigenschaften des Blutes auf der Stelle verbesserten. Kopfschmerzen, Schwindel, Müdigkeit verschwanden nach wenigen Tagen, und der Patient fühlte sich insgesamt wohler. Anschließend wurde die Diät auf Dinkel, Obst und Gemüse umgestellt, wobei tierisches Eiweiß vermieden wurde. Die Angina-Pectoris-Schmerzen verschwanden, ein Bypass war auch nach Meinung der behandelnden Ärzte nicht mehr erforderlich. Alle chemischen Medikamente konnten abgesetzt werden, und der Patient konnte alternativ mit den natürlichen Hildegard-Mitteln Galganttabletten, Petersilienelixier und der »Großen Herzkur« (siehe »Rezepte« im Anhang) viele beschwerdefreie Jahre erleben. Die Kosten für die Bypass-Operation wurden damals auf umgerechnet 75 000 Euro geschätzt, und die Kosten für die eingesparten chemischen Arzneimittel stehen in keinem Verhältnis zu denen für die stattdessen verwendeten Hildegard-Naturheilmittel.

Erfolgsbericht: Aderlass und Hepatitis

Der Aderlass reinigt den Körper und das Blut nicht nur von seinen Giften und Toxinen, sondern auch von den Folgen erlittener Infektionen und den krank machenden Schlacken- und Fäulnisstoffen, die durch den natürlichen Abbau sämtlicher Körperzellen sowie durch Stoffwechsel- und Hormonregulationsstörungen verursacht werden. Das folgende Beispiel zeigt, wie der Hildegard-Aderlass selbst in Fällen sogenannter »Unheilbarkeit« einen Durchbruch zur Besserung initiieren kann.

Eine mutige und starke 73-jährige Mutter von zwei Söhnen, die sehr gläubig war, bat um das Wunder der Heilung, nachdem sie sich bei der Pflege eines ihrer Söhne mit Hepatitis A und C infiziert hatte. Die behandelnden Ärzte offenbarten ihr, dass diese Infektion unheilbar sei. Von da an behandelte sich die Patientin ausschließlich mit den Nahrungs- und Heilmitteln der Hildegard-Heilkunde:[15] Dinkelkost, Edelkastanienhonig, Hirschzungenelixier, Darmsanierung mit Bärwurz-Birnen-Honig und jährlich ein Aderlass.

Das Wunder stellte sich tatsächlich ein. Nach drei Monaten fanden sich keine Hepatitis-Antikörper mehr in ihrem Blut. Ihr Internist bestätigte: »Gern senden wir Ihnen die gewünschten Laborberichte. Wie Sie den Berichten entnehmen können, geht es um eine ausgeheilte Hepatitis A und eine nicht mehr vorhandene Hepatitis C. Wir wünschen Ihnen viel Erfolg bei der Unterstützung zur Heiligsprechung Hildegard von Bingens. Möge sie Ihnen noch viel Segensreiches zukommen lassen.«

Die Beseitigung von Dauer- und oxidativem Stress

Positiver körperlicher und seelischer Stress (Eustress) aktiviert im Organismus in den Nebennieren sofort die Ausschüttung von Adrenalin und langsamer die des Aktivitätshormons Cortisol. Dadurch sind wir befähigt, Höchstleistungen zu vollbringen, außergewöhnliche Belastungen zu überstehen, Angriffen standzuhalten oder bei Gefahr zu flüchten (Kampf-oder-Flucht-Reaktion). Grundsätzlich verläuft die Ausschüttung der Stresshormone bei allen Belastungen mehr oder weniger gleich, ob Martha Agerich ein Klavierkonzert von Rachmaninoff vorspielt, Max Schmeling gegen den »unschlagbaren« Joe Louis antrat oder Klein Fritzchen in der Schule vorsingen muss. Wichtig und entscheidend ist, dass die Stresshormone nach kurzer Zeit wieder heruntergefahren werden und der Körper und die Seele durch Entspannung wieder zur Ruhe kommen. Ist das nicht der Fall – man kann beispielsweise wohl kaum wegrennen, wenn man vom Chef zusammengestaucht wird, oder sich gar körperlich wehren – bzw. erfolgt ein lang andauernder, starker (negativer) Stress (Disstress), kann der chronische Cortisolüberschuss Folgen wie eine Immunschwäche und Übergewicht haben, ebenso wie er auch Depressionen und schließlich Burn-out-Reaktionen bis zur totalen Antriebslosigkeit auszulösen vermag.

Darüber hinaus aktiviert zu viel Stress die freien Radikale in den Mitochondrien, den Kraftwerken der Zelle, um mehr Energie zu produzieren. Hier führt ein Überschuss freier Radikale im Blut zu oxidativem Stress, der einen massiven Beschuss auf die Zellmembranen und die Zellkerne auslöst. Zu viele freie Radikale sind eine ernsthafte Gesundheitsbedrohung und Ursache vieler Autoaggressionskrankheiten.

Außerdem fördern die hochgradig aggressiven freien Radikale den Alterungsprozess durch die Verwüstung innerer Organe und einen Angriff auf den Fett- und Eiweißstoffwechsel, äußerlich sichtbar etwa an den Altersflecken auf der Haut.

Die Tatsache, dass der Aderlass in der Lage ist, das Hormongleichgewicht wiederherzustellen und sofort die aggressiven Stressradikale im Blut zu beseitigen, gehört zu den größten Leistungen der Hildegard-Heilkunde.

Die Technik des Aderlasses

Zur Durchführung eines Aderlasses muss der Patient nüchtern sein. Um eine möglichst rasche Blutentnahme zu erreichen, sollte er während des Eingriffs liegen. Das Venenblut wird nun mit einer Einmalkanüle von 1,2 bis 1,8 Millimeter Durchmesser entnommen. Das Blut muss frei fließen und darf auf keinen Fall angesaugt werden, um Turbulenzen und Vermischungen zu vermeiden. Dazu verwenden wir eine Einmalkanüle (»Straußkanüle«) und verbinden sie mit einem durchsichtigen Plastikschlauch, damit das Blut in einen 200 Milliliter fassenden Plastikbecher abfließen kann. Die Behandlung dauert etwa 15 bis 30 Minuten.

Wie nach einem Unfall öffnet der Körper durch das fließende Blut nun direkt seine »Apotheke« und stellt seine inneren Heilmittel zur Verfügung, die ohne den Blutfluss niemals frei würden.

Nach dem Austritt von etwa 150 bis 180 Milliliter ändert sich plötzlich die Farbe des Blutes und schlägt von Schwarz auf Rot um. Dieser individuell verschiedene Umschlagspunkt kennzeichnet den Endpunkt des Aderlasses. Das Blut ist nun gereinigt, die Hormone werden freigesetzt, und die Selbstheilungs- und Regenerationskräfte sind aktiviert. Hildegard schreibt dazu: »Wenn dann das Ausgeflossene seine richtige Röte und andere Farbe angenommen hat, stehen Blut und Säfte wieder im gleichen Verhältnis.«

Das jetzt ausfließende »gute« rote Blut (»Sonnenaufgangsphänomen«) signalisiert: Die Schwarzgalle, das »Blutgift«, das für die Auslösung fast aller Krankheiten verantwortlich ist, wurde auf sein Normalmaß reduziert. »Wenn dann das Ausgeflossene seine richtige Röte und andere Farbe angenommen hat, stehen Blut und Säfte wieder im gleichen Verhältnis.«

Das gereinigte Blut enthält körpereigene Heilstoffe, wozu insbesondere die Hormone, das Reparaturhormon Cortisol, Adrenalin, Noradrenalin und die Sexualhormone gehören, aber auch die Endorphine werden durch den Aderlass freigesetzt. Sie führen den Patienten nun in ein angenehmes Wohlgefühl.

Mit dem Umschlagen der Farbe ist der Aderlass-Stress beendet, und der Körper kommt in eine Erholungsphase. Die stimulierende Wirkung des sympathischen Nervensystems durch den Aderlass wird nun von der beruhigenden Wirkung des Parasympathikus abgelöst, wobei sich der Körper wohltuend entspannt. Diese Erholungsphase kann auch von einem Glücks- oder Erfolgsgefühl begleitet sein (weitere Einzelheiten zum Prozedere finden Sie im übernächsten Abschnitt »Sieben Regeln zur Durchführung des Hildegard-Aderlasses«).

Der Aderlass-Schock – das »Stichphänomen«

»Wird bei einem Menschen das Gefäß angestochen, so erleidet das Blut wie durch einen plötzlichen Schock eine Erschütterung ...«: Wie kommt es nun, dass der ganze Körper auf den minimalen Reiz eines kleinen Nadelstichs so vehement mit derartigen Heilungsabläufen reagiert? Dazu müssen wir uns als Erstes noch einmal den Aufbau der Haut vergegenwärtigen.

Bei einem Stich durch die Haut in die Vene werden insgesamt acht Schichten durchschritten:

1. *Haut:* die Horn- oder Oberhaut mit den Epithelzellen, Epidermis oder Stratum corneum. Sie hat keine Blutgefäße.

2. Die Basalschicht – Stratum basale –, die mit der Cutis verbunden ist, das weiche Bindegewebe, ebenfalls ohne Blutgefäße.
3. Die Lederhaut, Cutis, das feste Bindegewebe – Stratum textosum – mit Blutgefäßen, Nerven, Bindegewebsfasern und Muskeln. Hier befinden sich auch wichtige Abwehrzellen, die durch den Nadelstich freigesetzt werden.
4. Die Unterhaut, Subcutis, mit dem lockeren Bindegewebe. Hier verlaufen ebenfalls Blutgefäße, Nerven und Fettdepots, die für die Funktion der ganzen Haut mit der Extrazellularflüssigkeit gefüllt sind. In der Cutis und Subcutis befinden sich zahlreiche Kapillaren, die für den Stoffwechsel der Körperzellen und die Regulation der Körpertemperatur, den Wasserhaushalt und die Sauerstoffversorgung zuständig sind.
5. *Venen:* das Bindegewebe der Vene (Adventitia),
6. die muskuläre Venenwand (Media) und
7. deren Innenwand (Intima) mit ihren Haut-(Epithel-)Zellen, die für den Gas-, Flüssigkeits- und Stoffaustausch zwischen Blut und dem umliegenden Bindegewebe sorgen, und schließlich
8. das »Organ« Blut selbst.

Durch den Nadelstich wird ein dreifacher Reizimpuls ausgelöst:

1. eine *Kleinstverletzung,* die wie bei der Akupunktur mindestens fünf Tage anhält und die Nerven stimuliert,
2. ein *Temperaturreiz* durch den Temperaturunterschied der Nadel von circa 22 Grad Celsius Raumtemperatur und dem Gewebe mit etwa 36 bis 37 Grad Celsius Körpertemperatur,

3. ein *bioelektrischer Reiz* zwischen der Nadel und dem Blut wie in einer Spannungsreihe. Dieser Impuls verbessert die Hautdurchblutung und damit die Körperwärme.

Jeder Nadelstich löst eine Reaktion auf das gesamte Regulationssystem im Körper aus, der das Bindegewebe, die Kapillaren, die Lymphwege und die vegetativen Nervenfasern beeinflusst. Somit kann die Wirksamkeit des Aderlasses folgendermaßen zusammengefasst erklärt werden: Der Körper bekommt einen gezielten Reizimpuls, der ihm einen »Modellunfall« signalisiert: »Ich bin verletzt! Es fließt Blut!« Das aktiviert die gesamte Funktionseinheit: den Stoffwechsel, das körpereigene Immunsystem mit den Selbstheilungsvorgängen, die elektronervale Steuerung, die lymphatische Reinigung, die Entzündungs- und Abwehrreaktionen sowie die Reizübermittlung an das Gehirn zur Stimulierung des Hormonsystems.
Hildegard beschreibt, wie ein minimaler Stich dem ganzen Organismus einen heilsamen Schock versetzen kann, wodurch das gesamte Grundregulationssystem in Alarmbereitschaft gerät. Dadurch wird eine regelrechte Hormonkaskade ausgelöst. Wie bei einem Unfall erfolgt sofort ein tiefer Reiz auf das Zwischenhirn (Hypothalamus), das Regelorgan des Hormonsystems, und danach auf die mit ihm verbundene Hirnanhangsdrüse (Hypophyse). Die Hypophyse steuert die Tätigkeit der Schilddrüse, der Nebennierenrinde und der Keimdrüsen, sie wirkt bei der Frau auf die Eierstöcke, beim Mann auf die Samenkanäle, wobei die Bildung der Spermien und die Ausschüttung sämtlicher männlicher Geschlechtshormone angeregt werden. Außer den Geschlechtshormonen werden von der Hypophyse auch noch die den Stoffwechsel steuernden Hormone gebildet, die das Wachstum sowie den

Fett- und Eiweißstoffwechsel beeinflussen. Daher kann Hildegard auch aus heutiger Sicht zu Recht schreiben, dass »ein richtig ausgeführter Aderlass wie ein warmer Regen auf den Körper wirkt und ihn zur Fruchtbarkeit anregt«.
Der Reiz geht gleichzeitig in das rote Knochenmark, regt die Bildung der Stammzellen und die Bildung von Blutzellen (bei Anämie) an. Aus den neuen Stammzellen entwickeln sich neue Immunzellen, und diese stärken die körpereigenen Abwehrkräfte. Die neuen Stammzellen aktivieren auch die Regeneration sämtlicher Körperzellen.

Sieben Regeln zur Durchführung des Hildegard-Aderlasses

Hildegard beschreibt sieben wichtige Regeln, die unbedingt zu beachten sind, damit der Aderlass gelingt und auch erfolgreich ist.

Erstens: Der richtige Zeitpunkt für den Aderlass

Der Mond ist nicht nur der Planet der Verliebten, der Dichter und der Hildegard-Therapeuten, sondern er beeinflusst das gesamte Wachstum und Leben auf der Erde. Es war und ist für mich immer wieder eine große Freude, im Rhythmus des Mondes zu arbeiten. Nach der Vollmondnacht haben wir in der Hildegard-Praxis stets alle Hände voll zu tun, danach wird es wieder ruhiger bis zum nächsten Zyklus.
Der Mond hat gewaltige Kräfte und bewegt in den Weltmeeren Ebbe und Flut, lässt die Säfte in Bäumen und Pflanzen von den Wurzeln zu den Blättern fließen und beeinflusst

selbstverständlich auch Mensch und Tier. Die Menstruation findet gemäß dem Mondzyklus alle 28 Tage statt. Die Haut erneuert sich alle 28 Tage. 10 mal 28 Tage wächst das Baby im Mutterleib. Früher wurden die meisten Kinder in der Vollmondzeit geboren. Operationen sollten, wenn möglich, bei abnehmendem Mond durchgeführt werden, weil es in der Phase vom zunehmenden Mond oder in der Vollmondzeit zu Komplikationen und Blutungen kommen kann. In der Vollmondzeit sind viele Menschen voller Energie und können nicht gut schlafen. Die Wirtshäuser sind gefüllt, und die Kriminalitätsrate ist am höchsten. Früchte und Pflanzensäfte soll man in der Zeit vor Vollmond ernten, Wurzeldrogen nach Vollmond, weil die Pflanzensäfte mit dem Mond entweder in die Wurzeln oder bei zunehmendem Mond in die Blätter und Früchte steigen. Bei zunehmendem Mond trennen sich die »guten und schlechten Säfte« im Blut, deshalb soll der Hildegard-Aderlass nach Vollmond durchgeführt werden: »Der Mensch soll aber bei abnehmendem Monde zur Ader gelassen werden, also am ersten Tag, wenn der Mond anfängt abzunehmen, oder ... bis zum sechsten Tag, danach nicht mehr, weil ein früherer oder späterer Aderlass nicht so viel Nutzen bringen wird.«

Nicht zur Ader lassen soll man bei zunehmendem Mond, weil ein solcher Aderlass schädlich ist, da jetzt die mit dem Blut vermischte »faulige Flüssigkeit« sich nicht leicht entfernen lässt. »Nimmt aber der Mond ab, dann fängt das angeregte Blut an, sein Bett zu verlassen, lässt auch zu viel faulige Flüssigkeit ausfließen, wie es bei einer großen Überschwemmung der Fall ist, die das Verfaulte in ihr sichtbar macht und den Schaum aus sich auswirft.«

Zweitens: Das Alter muss berücksichtigt werden

Hildegard macht genaue Angaben über das geeignete Lebensalter, die Menge des Aderlass-Blutes und den richtigen Zeitpunkt: »In besonderen Fällen (bei bestimmten Krankheiten) kann bei Jungen schon *im zwölften Jahr* der Aderlass durchgeführt werden, jedoch nicht mehr, als die beiden Schalen einer Nuss fassen (circa 20 bis 40 Milliliter) ... Im *fünfzehnten Lebensjahr* aber, wenn das Blut seine Vollkraft und die Venen ihre Füllung haben, nehme man bei einem körperlich Gesunden so viel Blut ab, wie ein durstiger Mann in einem Zuge trinken kann (etwa 100 bis 150 Milliliter) ... Wenn einer körperlich schwach ist, soll der Aderlass so viel betragen, wie in ein Ei von gewöhnlicher Größe passt (40 bis 50 Milliliter).« Beim Hildegard-Aderlass werden in der Regel maximal 200 Milliliter Blut entnommen. Eine weitere Entnahme, wie es zum Beispiel bei der Blutspende üblich ist (bis zu einem halben Liter), würde zu einer übertriebenen Blutneubildung führen, wodurch sich die Fließeigenschaften wieder verschlechtern und der Eisenspiegel stark anstiege. (Dennoch wurden in manchen wissenschaftlichen Studien bis zu 500 Milliliter Blut genommen.)

Normalerweise sollte der Aderlass aber erst *vom zwanzigsten Lebensjahr an* durchgeführt werden. Ausnahmen werden bei kranken Kindern nach den obigen Angaben zugelassen. Sonst gilt bei Gesunden: »Kein Mensch, sei es Mann oder Frau, soll einen Aderlass machen, solange er in seiner Entwicklung an Größe und Körpergewicht zunimmt, auch wenn es einmal notwendig erscheinen könnte ... weil er den Menschen körperlich schwächen würde ... Nach dem zwanzigsten Lebensjahr kann er wegen irgendeiner Krankheit zur Ader gelassen werden, aber nur wenig. Wenn er körperlich gesund ist, soll er (in diesem Alter) noch keinen Aderlass machen, sondern lieber Schröpfen oder Moxibustion anwenden, weil seine Blutgefäße und das Blut noch nicht voll entwickelt sind.«

Vom dreißigsten bis zum fünfzigsten Lebensjahr: »Hat er aber das reife Alter von dreißig Jahren erreicht, kann er, ob krank oder gesund, nach Belieben einen Aderlass durchführen, weil sich seine Blutgefäße und sein Blut jetzt völlig entwickelt haben, und er wird sich und seine Gesundheit bewahren ... So kann man bis zum fünfzigsten Lebensjahr verfahren.«

Zwischen dem dreißigsten und fünfzigsten Lebensjahr, den sogenannten »besten Jahren«, ist der Aderlass am wichtigsten. In dieser Zeit sollte man zweimal im Jahr den Aderlass machen, denn dadurch erhöhen sich die Chancen erheblich, gesund ein hohes Alter zu erreichen. Bei klimakterischen Störungen wie Hitzewallungen, Schweißausbrüchen und Depressionen sowie bei Übergewicht kann sogar dreimal jährlich zur Ader gelassen werden. Ebenso wirksam ist der Aderlass bei Hormonregulationsstörungen oder beim Kinderwunsch.

Vom fünfzigsten bis zum achtzigsten Lebensjahr: »Der Aderlass eignet sich für alte Leute mehr als für junge, weil das Blut in den Gefäßen der alten mehr von Fäulnis durchsetzt ist als das Blut in den Adern der jungen.«

Bei gesunden Männern reicht ein Aderlass jährlich. Die Aderlass-Prognose – über die wir noch sprechen werden – zeigt an, ob der Aderlass ein-, zwei- oder dreimal im Jahr erforderlich ist.

»Nach dem fünfzigsten Lebensjahr, wenn Blut und Phlegma beim Manne abnehmen und der Körper auszutrocknen beginnt, soll nur einmal im Jahr zur Ader gelassen werden, und zwar nur zur Hälfte wie gewöhnlich (circa 100 Milliliter) bis zum achtzigsten Lebensjahr ...

Dann, *nach dem achtzigsten Lebensjahr,* taugt der Aderlass dem Mann nicht mehr, sondern ist eher schädlich, weil die Eigenkraft des Blutes (die Hormone) fast geschwunden ist, es sei denn, wenn einmal eine große Überschwemmung und ein Ausbruch von Säften bei ihm stattfindet. In solcher Notlage kann ein kleiner Aderlass vorgenommen werden. Weil aber nach dem achtzigsten Lebensjahr die Blutgefäße schwach werden (Vaskulitis), ist der Aderlass nicht mehr zuträglich.«

Bei der Frau vom zwanzigsten bis zum hundertsten Lebensjahr: Ganz besonders wichtig und nützlich sei der Aderlass für die Frau, weil sie in ihrem Körper viel mehr »schädliche Säfte und krank machende Fäulnisstoffe« besitze als der Mann. »Würde die Frau nicht von den schädlichen Säften und verdorbenen Fäulnisstoffen gereinigt, würde sie am ganzen Körper anschwellen und sich aufblähen und nicht leben können.«

Es ist allen Fachleuten bekannt, dass es zu schweren gesundheitlichen Schäden kommt, wenn die monatliche Reinigung vor dem Klimakterium durch psychische oder körperliche Probleme unterbrochen ist. Das Gleiche trifft bei gewaltsamen Unterbrechungen der Menstruation nach gynäkologischen Operationen zu, wie vor allem nach einer Gebärmutterentfernung bzw. Totaloperation. Wenn hiernach kein Aderlass durchgeführt wird, kann es zu Thrombosen oder sogar zu Brustkrebs kommen, wie die Statistiken beweisen. (Hildegard spricht hier von »Schwellungen«.)

Drittens: Das Nüchternheitsgebot

Wir sagten schon, dass man bei Durchführung des Aderlasses nüchtern sein sollte. Das bedeutet, morgens kein Frühstück zu sich zu nehmen, mindestens aber vier Stunden vorher nichts zu essen und zu trinken. Bereits ein Schluck Wasser würde die Nüchternheit in Hinblick auf den Sinn und Zweck des Aderlasses aufheben, »denn solange der Mensch nüchtern ist, sind die in ihm vorhandenen Säfte noch einigermaßen vom Blute getrennt ... Hat er aber Speise zu sich genommen ... vermischen sich die Säfte umso mehr mit dem Blut, und beide können dann nicht mehr leicht voneinander getrennt werden ... Eine Ausnahme findet nur statt, wenn ein Mensch sehr hinfällig und schwach ist. Er kann vor dem Aderlass etwas Nahrung zu sich nehmen, damit er nicht ohnmächtig wird.«

Viertens: Die Wahl der Vene

Prinzipiell stehen für den Aderlass drei Venen in der rechten Armbeuge zur Verfügung (zur Lage der Venen siehe die Darstellung im Bildteil). Notfalls können ausnahmsweise auch die linken Armvenen genommen werden:

1. die Kopfvene *(Vena cephalica)*,
2. die Herzvene oder Mittelader *(Vena mediana)* und
3. die Lebervene *(Vena hepatica)*.

Wenn möglich wählt man die Kopfvene, weil sie die Hypophyse anregt und zentral regulierende Aufgaben hat. Ansonsten wählt man die Vene, die sich gerade optimal anbietet.

Sollte der Aderlass weder in der linken noch in der rechten Armbeuge möglich sein, kann man ihn in Notfällen auch am Handgelenk (»Maria-Hilf-Vene«) vornehmen. Dennoch: »Kein Aderlass ist so viel wert wie der an der Armbeuge.« In allen Fällen gilt aber: *Man darf niemals eine Vene punktieren, unter der ein Puls zu spüren ist.*
Die Wahl der geeigneten Vene richtet sich vor allem im Akutfall zum Beispiel nach den folgenden Indikationen:

- Die *Kopfvene* wird gewählt bei Verschleimung in Kopf und Brust, bei »Kopfbrummen« (Tinnitus) und Hörsturz. Man sollte nicht mehr als 150 Milliliter Blut abnehmen, da ansonsten vorübergehend eine geringe Sehschwäche auftreten kann. »Man muss wissen, dass in der Kopfader mehr Säfte fließen als in der Mittel- und Leberader. Daher ist es gesünder, wenn die Blutziehung öfter an der Kopfader vorgenommen wird. Denn wer viel Phlegma im Kopf und in der Brust hat (Auswurf) oder wem der Kopf brummt, so dass sein Gehör manchmal verloren geht, soll den Aderlass an der Kopfader vornehmen, sich aber vorsehen, dass nicht zu viel Blut verloren geht. Es können sonst dadurch die Augen danach schwach werden, weil einige kleine Gefäße, die zu den Augen führen, mit der Kopfvene in Verbindung stehen.«
- Die *Herzvene* wird gewählt bei Depressionen, Stimmungsschwankungen, Lungen- und Seiten- sowie Herzschmerzen. »Wer ein trauriges Herz und ein bedrücktes Gemüt sowie Lungen- und Seitenschmerzen hat, soll den Aderlass an der Mittelader vornehmen, aber mäßig, damit er die Herzkraft behält und nicht schwach wird.«
- Die *Lebervene* wird gewählt bei Leber- und Milzleiden, Atembeschwerden, Asthma und dem Grauen Star. »Hat

man genügend viel Blut von der Leber- oder Kopfvene entfernt, wird (der Patient) weniger leiden, als wenn man viel Blut aus der Mittelvene entfernt.«

Fünftens: Die Häufigkeit des Aderlasses

Bis zum fünfzigsten Lebensjahr sollte man den Aderlass zweimal jährlich durchführen lassen, in besonderen Fällen auch bis zu viermal im Jahr, ab dem fünfzigsten Lebensjahr ein- bis zweimal jährlich.
Hildegard schreibt: »Wer stark und gesund ist und Fett auf dem Leibe hat, kann im dritten Monat wieder zur Ader lassen, weil das Blut im Menschen nach zweimaliger Zu- und Abnahme des Mondes wieder seinen normalen Bestand erreicht hat und seine Gefäße gefüllt sind. Lässt er früher zur Ader, so schwächt er sich, weil das Blut seine ganze Kraft noch nicht wieder beisammenhat. Schiebt er es aber zu lange auf, so wird das überreichliche Blut verdorben, das heißt gewissermaßen in Kot verwandelt.«

Sechstens: Nach dem Aderlass

Nach dem Aderlass sollte man die Augen mit einer Sonnenbrille drei Tage lang vor blendendem Licht schützen und während dieser Zeit auch möglichst keine glitzernden Wasserflächen ansehen, keine Schneefelder, Feuerstrahlen, nicht fernsehen und auch keine Bildschirmarbeit ausführen (und wenn, dann eventuell mit Sonnenbrille). Empfohlen wird eine in gewissem Sinne leichte Kost (siehe das Kapitel über die Ernährung), weil »... die Gefäße, die das Leben des Menschen in sich tragen und den Zusammenhalt der Glieder bewirken, (normalerweise) nicht angeschnitten sind ... Wird aber eine derartige Röhre angeschnitten, so fühlen alle anderen diesen Einschnitt mit und leiden mit darunter.« Das zu berücksichtigen ist wichtig, obwohl viele immer noch der Meinung sind, dass die Blutgefäße das Einstechen nicht »empfänden«. Dazu muss man aber wissen, dass in der »Elektrolytlösung des Serums« auch diverse eiweißgebundene elektrische Ladungsträger wie die Albumine vorliegen und dass über die empfindliche Gefäßumgebung (Adventitia) mit ihrer ausgeprägten Nervenversorgung sowie auch über das Bindegewebe ausreichend Reiz- und Informationsübermittlungen stattfinden. Wir brauchen geradezu diese Reizübertragung für die Selbstregulation und die Hormonaktivierung im Organismus.

Nach dem Aderlass erhält der Patient bei uns in der Praxis ein Hildegard-Frühstück (siehe weiter unten). Dieses und die Einhaltung der Diätvorschriften über mindestens drei, besser sieben Tage sind wichtig, damit der Körper möglichst entlastet bleibt und nicht sofort wieder Schlacken aufbaut. Die Hildegard-Diät ist im Übrigen leicht umzusetzen und sehr schmackhaft (siehe auch das Kapitel »Der Hildegard-Aderlass-Speiseplan« am Ende dieses Buches).

Am Tag des Aderlasses sollte man möglichst für Ruhe und Erholung sorgen, zum Beispiel im Wald mindestens eine Stunde spazieren gehen. Oft ist es gut, sich wenigstens einen Tag freizunehmen und nach dem Aderlass ganz auf die Reaktionen des Körpers einzugehen.

Siebtens: Diagnose und Prognose

Während des Aderlasses wird sofort die Blutchemie im »Reflotron«-Gerät oder mit anderen üblichen Teststreifen untersucht, und es werden unter anderem folgende Parameter gemessen:

- Hämoglobin- und Hämatokritwert,
- Fettstoffwechsel: Gesamtcholesterin, HDL, Triglyzeride, LDL,
- Leberwerte: Transaminasen: GGT, GOT, GPT,[16]
- Nierenchemie: Harnstoff, Harnsäure, Kreatinin,
- Bauchspeicheldrüsen-(Pankreas-)Test: P-Amylase (pankreatisches Enzym), Glukose,
- Bilirubin,
- Prostatakrebsrisiko: PSA,
- Blutsenkung.

Werden auf diesem Weg *Organschwächen diagnostiziert*, kann man sie zusätzlich mit der entsprechenden Hildegard-Kost und -Medizin therapieren.
Alle Werte kann man sofort nach dem Aderlass und/oder nach vier Wochen nachmessen und meistens eine Verbesserung bzw. Normalisierung im Gegensatz zu vorher feststellen.
Die Hildegard-Heilkunde ist die einzige Naturheilkunde, die aus der Beschaffenheit des Aderlass-Blutes eine *Prognose* über die Erkrankung und ihren Verlauf stellt. Aus den »Blutkuchen-Phänomenen«, das heißt, wenn man das Aderlass-Blut 24 Stunden stehen lässt und beobachtet, ergeben sich wichtige diagnostische und prognostische Hinweise auf die Art, Schwere und Dauer der Erkrankung.

Die hohe Kunst der Medizin besteht in der Prävention: Krankheiten zu verhüten und die Gesundheit zu erhalten. Dadurch können unendliches Leid und enorme Kosten erspart werden. Das jetzige Krankensystem beruht auf einem Systemfehler: Erst wenn sich die Krankheiten manifestieren und die Patienten mit dem Rücken zur Wand stehen, fließt das große Geld. Oder, wie es ein Krankenkassendirektor treffend formulierte: »Das Kassengeld ist nur für die Kranken da!«
Aber wie kann man Kranke und Gesunde eindeutig und leicht voneinander unterscheiden?

Die Prognose nach dem Hildegard-Aderlass

Das Blut lügt nicht! 24 Stunden nach dem Aderlass trennt sich das Blut in zwei Phasen: das Blutserum oben und der Blutkuchen unten.
Bei Gesunden tritt keine bzw. nur eine geringfügige Trennung auf. Die meisten Prognosen sind gut. Hier findet der nächste Aderlass erst wieder nach einem Jahr statt.
Bei Kranken tritt eine deutliche bis sehr starke Trennung der beiden Phasen auf. Wie bereits mehrfach ausgeführt, hinterlassen Krankheiten, Stressfaktoren und eine schlechte Ernährung im Blut ihre Spuren und verursachen folgende charakteristische Zeichen:

1. trübes oder klares Serum,
2. schwarze Flecken,
3. Wachsrand.

Hildegard beschreibt aufgrund dieser Zeichen fünf verschiedene Prognosen, je nachdem, ob alle drei Zeichen auftreten

oder nicht. Da hierbei in jedem Fall eine deutliche Störung der Blutqualität vorliegt, sind die Prognosen auch kritisch. Auf jeden Fall sollte der Aderlass hier zwei- oder dreimal im Jahr durchgeführt werden. Durch den Aderlass verbessern sich schlagartig die Blutqualität und die Prognose, besonders wenn nach dem Aderlass die richtigen Hildegard-Heilmittel eingesetzt werden.
Aufgrund meiner langjährigen Beobachtung und Erfahrung mit dem Hildegard-Aderlass erfolgt in diesem Buch nun zum ersten Mal eine Interpretation der fünf Aderlass-Phänomene im Zusammenhang mit den zugrundeliegenden Krankheiten.

Typ 1 beschreibt Hildegard als einen sehr kranken Menschen, bei dem alle drei Zeichen gleichzeitig getrennt auftreten (siehe auch die jeweiligen Abbildungen im Bildteil):

1. trübes Serum,
2. schwarze Flecken,
3. Wachsrand.

In diesem Fall handelt es sich um eine erschöpfte Patientin mit chronischen Depressionen, Angstattacken und starken Rückenschmerzen. Nach dem Aderlass fühlt sich die Patientin sichtlich wohler, die Durchblutung verbessert sich und die Schmerzen sind erträglich. Durch die Entfernung der Schwarzgalle hebt sich die Stimmung, es findet sofort eine Aufheiterung statt. Der Cholesterinspiegel sinkt innerhalb einer halben Stunde von 293 auf 241mg/dl.

Typ 2 wird von Hildegard ebenfalls als ein sehr kranker Mensch beschrieben. Hier fehlen die schwarzen Flecken:

1. trübes Serum,
2. keine schwarzen Flecken,
3. starker Wachsrand.

Bei diesem Fall leidet die Patientin unter Polyarthritis und einer Amyloidose, wobei sich zu viel Eiweiß im extrazellularen Raum, also zwischen den Zellen, abgelagert hat. Die Nierenfunktion beträgt nur noch 20 Prozent. Die durchschnittliche Überlebenszeit wird schulmedizinisch mit 24 Monaten angegeben. Hier ist der Aderlass die perfekte Hilfe: Die Polyarthritis wird unauffällig und schmerzfrei. Der Cholesterinwert ist von 363 auf jetzt 242mg/dl gesunken. Der Blutdruck ist langfristig normal 130/80 mmHg, so dass Blutdrucksenker nicht mehr notwendig sind. Die Patientin hat mit Hilfe der Hildegard-Heilkunde bereits drei Jahre sehr gut überlebt.

Typ 3 ist in dieser Systematik ein Mensch mit einem schweren Grundleiden, der aber durch jährlich drei Aderlässe und mit entsprechender Hildegard-Diät und -Heilmitteln ein erträgliches Leben führen kann. Hier fehlt die wachsartige Umrandung:

1. trübes Serum,
2. schwarze Flecken,
3. keine wachsartige Umrandung.

Dieser Patient hat einen Herzinfarkt überlebt und einen Bypass bekommen. Das Cholesterin ist nach dem Aderlass von 297 auf 247 mg/dl gesunken, ebenso ist der Blutdruck nach dem Aderlass normal 120/80 mmHg. Blutdrucksenker sind nicht mehr notwendig, da der Blutdruck auch langfristig normal ist. Auch hier findet zweimal jährlich ein Aderlass statt. Mit der kleinen Herzkur, bestehend aus Galganttabletten und Petersilien-Elixir Bio, treten keine Herzschmerzen mehr auf, das Herz ist stark und gut durchblutet.

Typ 4 beschreibt Hildegard als einen lebensbedrohlichen Fall, der durch den Aderlass, Hildegard-Ernährung und Hildegard-Heilmittel kuriert werden kann. Alle drei Zeichen sind sichtbar, aber miteinander vermischt:

1. trübes Serum,
2. schwarze Flecken,
3. wachsartige Umrandung, alles ohne Trennung gleichzeitig sichtbar.

Dieser Patient hat eine Dickdarmkrebs-Operation und Lebermetastasen überlebt. Der Aderlass hat ihm sehr geholfen, seine innere Lebenskraft wiederzufinden. Er macht jetzt eine Tumor/Krebs-Prophylaxe mit Dinkelkost, die er gut verträgt und als darmfreundlich empfindet, nimmt Wasserlinsen-Elixir Bio zur Stärkung der Abwehrkräfte und kommt zweimal jährlich zum Aderlass.

Beim Typ 5 handelt es sich bei Hildegard um einen sehr kranken bzw. lebensbedrohlich kranken Patienten. Hier fehlt ein Zeichen, entweder

1. das trübe Serum,
2. die schwarzen Flecken,
3. oder die wachsartige Umrandung.

Nach zwölf Jahren ungewollter Kinderlosigkeit mit zwei Fehlgeburten wurde die heute 43-jährige Frau – auch dank einer Kur mit Hirschzungenelixier – schwanger, leider aber schwerkrank und mit der Diagnose »multiples Myelom« oder »Plasmozytom« konfrontiert, einer bösartigen Krebserkrankung des Knochenmarks. Unbehandelt gaben die Ärzte ihr noch ein halbes Jahr zu leben. Per Kaiserschnitt kam kurz darauf in der 33. Schwangerschaftswoche ihre gesunde Tochter zur Welt.

Sie erhielt mehrere Chemotherapien bis hin zur Hochdosis, verbunden mit der Transplantation eigener Stammzellen. Zusätzlich ließ sie einen Aderlass durchführen und nahm Anguillan[17] ein. Die bereits begonnene Kur mit Wasserlinsenelixier setzte sie fort. Außerdem wurde sie homöopathisch unterstützt und ließ sich die Hände auflegen. Rund um die Uhr und rund um die Welt wurde für ihre Familie gebetet.

Langsam, aber sicher vollzog sich nun das Wunder: Ihre Blutwerte wurden immer besser, und die Immunabwehr war bald wiederhergestellt! Was die Ärzte zunächst für »Modulationen«, also Schwankungen, hielten, entwickelte sich zur Vollremission, das heißt zum Rückgang. Das Myelom ist nicht mehr nachweisbar, die Zukunftsprognose bleibt ungewiss, aber die Patientin vertraut zuversichtlich.

Prinzipiell zeigen die fünf Berichte, dass es sich bei allen fünf Blutprognosen jeweils um einen lebensbedrohlichen Krankheitsverlauf handelt: »Unbehandelt gaben mir die Ärzte noch ein halbes Jahr.« Alle fünf haben durch den Aderlass eine ganz starke Kraft gespürt, eine Erneuerungskraft, die viel größer ist als alle menschliche Vorstellung und die der ganzen Schöpfung als Lebenskraft zugrunde liegt. Hildegard nennt diese Kraft »viriditas« – die Kraft der Farbe Grün oder auch Lebenskraft, mit der »die Patienten wieder zum Leben zurückgebracht werden.«

Der Aderlass als Soforthilfe bei Bluthochdruck

Bluthochdruck gehört zu den häufigsten Todesursachen der westlichen Welt: Jeder zweite Mensch in Europa, USA, Kanada und weiteren Ländern verstirbt an den Folgen der Hypertonie: Herz-Kreislauf-Erkrankungen, koronare Herzkrankheit, Herzinsuffizienz, Herzinfarkt, Schlaganfall, Hirnblutungen und Arteriosklerose. In Deutschland sterben jährlich mehr als 400 000 Menschen an dieser größten »Killerkrankheit«, offenbar trotz oder vielleicht auch wegen der Blutdrucksenker. Nach Schätzungen der Deutschen Hochdruckliga leiden rund 20 Millionen Deutsche an Bluthochdruck. Jeder zweite Erwachsene ist Hypertoniker und verstirbt dann auch an einer der genannten Folgekrankheiten – viel früher, als es seiner natürlichen Lebenserwartung entsprechen würde.

Ungefähr 50 Prozent der Gesamteinnahmen der Pharmaindustrie werden mit blutdrucksenkenden Mitteln erzielt. Diese Medikamente bringen Milliardenumsätze. Noch weit höhere Einnahmen bringt die Behandlung der Folgekrankheiten der Hypertonie wie Angina Pectoris, Impotenz, Herzinfarkt, Schlaganfall, Hörsturz, Schwindel, Durchblutungsstörungen, Demenz, Embolie, Kopfschmerzen, Migräne und Nierenschwäche.

Die Patienten, die blutdrucksenkende Mittel nehmen, fühlen sich oft sehr schlecht. Viele brauchen gleich zwei, manchmal sogar mehr Medikamente. Oft haben die Patienten weiterhin hohen Blutdruck, weil die Pillen gar nicht wirken. Der Hildegard-Aderlass ist ein wirksamer und sanfter Ausweg aus diesem Dilemma.

Was ist Blut(hoch)druck?

»Blutdruck« nennt man den Druck, den das fließende Blut auf die Arterienwände ausübt. Die Höhe des Blutdrucks hängt von der Pumpleistung des Herzens und dem Durchmesser der Gefäße ab. Wenn sich das Herz zusammenzieht (Systole)[18] und Blut in die Arterien drückt, wird der *systolische Druck* durch den Puls gemessen. Wenn sich das Herz wieder entspannt und sich die Herzkammern mit Blut füllen (Diastole), wird der *diastolische Druck* gemessen.
Der Blutdruck ist individuell, emotional, stress- und auch situationsbedingt unterschiedlich. Seine Höhe hängt von verschiedenen Faktoren ab. Hierzu zählen vor allem die folgenden:

- Die *Stärke der Herztätigkeit,* angepasst an die jeweilige körperliche Belastung – bei Anstrengung und erhöhtem Sauerstoffbedarf muss zum Beispiel mehr Blut zu den Organen transportiert werden als im Ruhezustand, der Blutdruck steigt an.
- Der *Zustand der Gefäße* in Abhängigkeit von einer möglichen Arteriosklerose – je mehr die Gefäße durch »Verkalkung« verengt sind, umso höher ist der Blutdruck.
- Durch den Einfluss von *Stress und Angst* steigt der Blutdruck an, auch durch das Messen an sich kann vor lauter Erwartungsangst schon der Blutdruck ansteigen. Man nennt diesen Effekt auch das »Weißkittelsyndrom«. In

Stresssituationen ist das sympathische Nervensystem dafür verantwortlich, dass der Blutdruck steigt. Hormonell wird er über das sogenannte Renin-Angiotensin-Aldosteron-System reguliert und durch Angiotensin II, das zentrale Hormon in diesem System. Durch Angiotensin verengen sich die Gefäße, und das sympathische Nervensystem wird »zum Kampf oder zur Flucht« angeregt. Die zusätzliche Freisetzung des Hormons Aldosteron aus der Nebenniere führt darüber hinaus auch noch dazu, dass die Wasser- und Blutmenge im Körper zunimmt und der Blutdruck zusätzlich ansteigt. Der Aderlass hat eine sofortige Wirkung auf das Hormongleichgewicht der Nebenniere, wobei sich das Renin-Angiotensin-Aldosteron-System und damit der Blutdruck normalisiert.

Man unterscheidet zwei Arten von Bluthochdruck: die *primäre (essenzielle) Hypertonie* mit unbekannter Ursache und die *sekundäre Hypertonie,* hinter der eine andere Erkrankung steckt, zum Beispiel ein Nierenleiden.

Die primäre Hypertonie ist die häufigste, circa 95 Prozent aller Hochdruckpatienten leiden an dieser Form. Die Schulmedizin kennt keine genauen Ursachen. Dennoch verkündet sie kategorisch, dass Bluthochdruck lebenslang mit Medikamenten behandelt werden muss.

Ein normaler Blutdruck sollte nach der Hochdruckliga und der WHO Werte von 120/80 mmHg nicht überschreiten. Früher betrug die Faustregel für den normalen Blutdruck: Lebensalter plus 100 mmHg für den oberen, systolischen und 80 bis 90 mmHg für den unteren, diastolischen Blutdruck. Folglich zählen heute mehr Menschen zu den Hypertonikern, und man kann somit auch mehr Medikamente umsetzen. Damit sind aber nicht nur viele alte Menschen automatisch blutdruckkrank und müssen bis ans Ende ihrer Tage Pillen schlucken, oft treten auch als Nebenwirkungen genau die Krankheiten auf, die man eigentlich hatte verhüten wollen: Schlaganfall, Herzinfarkt und Nierenversagen. Die Kosten dafür trägt hinwiederum die Allgemeinheit.

Einteilung der Blutdruckwerte nach der Weltgesundheitsorganisation (WHO):

	systolisch (mmHg)	diastolisch (mmHg)
optimal	< 120	< 80
normal	< 130	< 90
hochnormal	130–139	85–90
Hypertonie Grad 1	140–159	90–99
Hypertonie Grad 2	160–179	100–109
Hypertonie Grad 3	≥ 180	≥ 110

Chemische blutdrucksenkende Mittel unterdrücken nur die Symptome der Hypertonie, beseitigen aber nicht die Ursachen, die Verstopfung der Blutgefäße. Klinische Studien belegen: Nur bei etwa jedem fünften behandelten Hypertoniker kann durch Medikamente der Blutdruck auf ein normales Niveau gebracht werden. Das bedeutet, dass vier von fünf Bluthochdruckpatienten trotz der Medikation nach wie vor einen Blutdruck von über 135/85 mmHg haben.

Weithin herrscht die irrige Auffassung, dass jedes Arzneimittel nicht nur die Hauptwirkungen, sondern zwangsläufig auch unerwünschte Nebenwirkungen haben müsse; im Um-

kehrschluss würde das ja bedeuten, Naturheilmittel ohne Nebenwirkung hätten auch keine Hauptwirkung ...
Im Arzneimittelverzeichnis für Deutschland (»Rote Liste«) werden für die Blutdrucksenker folgende Arzneimittelwarnungen mit zum Teil tödlichen Nebenwirkungen angegeben. Das Ganze liest sich wie ein Horrorszenario:

- *ACE-Hemmer:* unter anderem Übelkeit, Kopfschmerzen, Schwindel, Depressionen, Schlafstörungen, Impotenz, Libidoverlust, Angst, Tremor, Sehstörungen, Ohrensausen, Geschmacksstörungen, Erbrechen, Magen-Darm-Störungen, Entzündungen der Schleimhäute, Störungen der Leber- und Gallefunktion, Hautausschläge, Gelenkschmerzen, akutes Leberversagen, hepatische Nekrose mit tödlichem Ausgang, Herzrhythmusstörungen, Angina Pectoris, Herzinfarkt, Schlaganfall, trockener Reizhusten, Atemnot, Agranulozytose, akutes Nierenversagen. Außerdem kann das sogenannte Angio- oder Quincke-Ödem auftreten. Das ist eine Schwellung aufgrund einer Flüssigkeitseinlagerung, bei der Erstickungsgefahr droht, wenn die Atemwege beteiligt sind.
- *Sartane:* unter anderem Kopfschmerzen, Schwindel, Schlafstörungen, Durchblutungsstörungen, Migräne, Herzinsuffizienz, Vorhofflimmern, Schlaganfall, Durchfall, Übelkeit, Erbrechen.
- *Betablocker:* unter anderem Psoriasis, Kopfschmerzen, Schwindel, Depressionen, Schlafstörungen, Halluzinationen, Potenzstörungen, Durchblutungsstörungen, Verstärkung einer Herzinsuffizienz, Verstärkung von Angina Pectoris. Betablocker erhöhen das bei Bluthochdruck ohnehin größere Risiko, auch noch an Diabetes zu erkranken, noch einmal zusätzlich um 25 Prozent.

- *Kalziumantagonisten:* unter anderem Muskel- oder Gelenkschmerzen, Schwindel, Kopfschmerzen, Müdigkeit, Impotenz, Tremor, Hepatitis, AV-Block (atrioventrikulärer Block, eine Herzrhythmusstörung), Verstärkung einer Herzinsuffizienz, Vorhofarrhythmie, Sinusstillstand.
- *Diuretika (harntreibende Mittel wie »Wassertabletten«):* Schwindel, Kopfschmerzen, Müdigkeit, Verwirrtheit, Erhöhung des Cholesterin- und Triglyzeridspiegels, Kreislaufkollaps, Herzrhythmusstörungen, EKG-Veränderungen, Vaskulitis (Gefäßbrüchigkeit), Lungenödem.

In der schulmedizinischen Praxis werden die Blutdruckkrankheiten wie gesagt als »essenzielle Hypertonie unbekannter Ursache« bezeichnet und mit Medikamenten behandelt, die die verengten, verhärteten und verstopften Gefäße erweitern sollen – mit der Gefahr, dass sie noch brüchiger werden und platzen. Die meisten Blutdrucksenker verursachen somit offenbar gerade das, was sie verhüten sollten: Schlaganfall, Herzinfarkt oder Nierenversagen. Da in vielen Fällen ein Blutdrucksenker allein nicht genügt, werden gleich mehrere Medikamente auf einmal eingesetzt, zum Beispiel ACE-Hemmer und Betablocker, die das gleiche Risiko noch verstärken, oder zusätzlich Wassertabletten, die das Blut entwässern und eindicken, so dass es wie Honig fließt.

Gegen die dadurch ausgelöste Thrombose- und Emboliegefahr werden Blutverdünner mit dem Risiko von Mikroblutungen und zusätzlicher Herzinfarkt- und Schlaganfallgefahr eingesetzt. Darüber hinaus muss man die blutdrucksenkenden Mittel lebenslang einnehmen, weil die eigentliche Ursache – Stress oder die verstopften Gefäße – gar nicht beseitigt wird.

Im Gegensatz dazu reguliert sich der Bluthochdruck durch den Hildegard-Aderlass auf natürliche Weise von ganz allein, wobei die verstopften Gefäße gereinigt und die Hormone aktiviert werden, die für die Blutdruckregulation zuständig sind. Hildegard schrieb dazu: »Sind bei einem Menschen die Gefäße mit Blut überfüllt, so müssen sie durch einen Aderlass von dem schädlichen Schleim und den durch die Verdauung gelieferten Fäulnisstoffen gereinigt werden.« Sie hat diesen Text visionär der Natur »abgelauscht« und nannte die Ursachen der Arteriosklerose, obwohl man diesen Begriff in ihrer Zeit noch gar nicht kannte.

Zunächst sind die Gefäße immer dann »überfüllt«, wenn durch »zu viel (Fleisch-)Essen« und einen stressbelasteten Lebensstil eine Arteriosklerose entstanden ist. Durch den Aderlass werden sämtliche Gefäße, sogar die kleinsten Kapillaren, gereinigt und von ihren arteriosklerotischen Verstopfungen befreit. Der Blutdruck sinkt durch den Aderlass innerhalb von wenigen Minuten, ohne dass irgendeine von den konventionellen Blutdrucksenkern bekannte oder sonstige Nebenwirkung einträte. Bleibt der Blutdruck danach weiterhin im normalen Bereich, werden die chemischen blutdrucksenkenden Mittel überflüssig, und man kann mit seinem Arzt über ihre Absetzung oder doch zumindest deutliche Reduktion nachdenken. Außerdem werden durch den Aderlass die Nebennierenrindenhormone Adrenalin bzw. Noradrenalin angeregt, und der Körper kann wieder seine eigene natürliche Blutdruckregulation aufnehmen.

Doch Vorsicht: Wenn Sie blutdrucksenkende Mittel nehmen, dürfen Sie sie nicht in Eigenregie absetzen, es kann nämlich zu starken Entzugserscheinungen kommen. Es sei darauf hingewiesen, dass jede Medikamentenumstellung immer individuell geplant unter Aufsicht eines erfahrenen Mediziners geschehen muss. Erst wenn der Blutdruck durch den Aderlass Normalwerte erreicht hat und natürliche Blutdrucksenker helfen, werden die chemischen Mittel langfristig überflüssig.

Warum wirkt der Hildegard-Aderlass sofort bei der Blutdruckregulation? Der Körper baut offenbar sofort die arteriosklerotischen Eiweißspeicher aus den Gefäßen ab, um den Eiweißverlust zu kompensieren, dadurch sinkt sofort der Blutdruck. Gleichzeitig werden in der Nebenniere die Hormone aktiviert, die die natürliche Blutdruckregulation aufnehmen. Solange gleichzeitig chemische Blutdrucksenker genommen werden, ist eine optimale natürliche Regulation allerdings unmöglich.

Warum denken die meisten Ärzte anders? Ein Grund ist offenbar die andere Ausbildung und Fortbildung, die zum Teil von der Pharmaindustrie gesponsert bzw. beeinflusst wird, aber auch das Patientenverhalten. Prof. Dr. Gerd Gigerenzer – Risikoforscher, Psychologe und Direktor am Max-Planck-Institut für Bildungsforschung in Berlin – und Sir John Muir Gray von den britischen National Health Services (NHS) haben im Jahr 2011 ein auf Englisch abgefasstes Buch[19] herausgegeben, in dem sich über 40 renommierte Experten aus der ganzen Welt Gedanken über das Gesundheits- oder treffender Krankensystem machen. Schuld an der Misere sei eine Art Gesundheitsanalphabetismus auf beiden Seiten und ein Mangel an Information: »Patienten scheinen das Problem der modernen Medizin zu sein: Sie sind ein schlechtinformiertes, ängstliches, störrisches Volk mit einem ungesunden Lebensstil.« Doch das ändert sich. Gigerenzer ist da besonders optimistisch. Er ruft das 21. Jahrhundert als das Jahrhundert des Patienten aus und ist überzeugt, dass man damit gleich vier Ziele erreichen kann: »bessere Ärzte, bessere Patienten und bessere Behandlung – für weniger Geld«.

Blutdruck und die sechs goldenen Regeln der Hildegard-Heilkunde

Nach jahrzehntelanger Erfahrung hat sich bei Tausenden von Patienten gezeigt, dass sich der Blutdruck durch den Hildegard-Aderlass innerhalb von 15 bis 30 Minuten normalisiert und auch langfristig normal bleibt, wenn die folgenden sechs Regeln eingehalten werden.

1. *Deine Lebensmittel sollen deine Heilmittel sein:* Ernährung mit Dinkel, Obst und Gemüse. Einsatz von Antioxidantien zum Stressabbau im Körper und Vitamin P zur Reparatur und zum Schutz der Blutgefäße mit roten, gelben und blauen Gemüse- bzw. Obstfarbstoffen: Rote Bete, Kürbis, Karotten, Kirschen, Himbeeren, Johannisbeeren, Brombeeren und Blaubeeren (in Kapseln als Nahrungsergänzungsmittel erhältlich).
2. *Verwende zur Erhaltung und Wiederherstellung deiner Gesundheit die Heilmittel aus der Natur,* zum Beispiel Bitterstoffe und Naturheilmittel mit krampflösender Wirkung wie Galgant sowie Mittel, die die Herzkraft stärken, etwa das Petersilienelixier, das Wermutelixier bzw. die »Kleine Herzkur« (siehe »Rezepte« im Anhang).
3. *Achte auf einen natürlichen Schlaf im Wechsel mit ausreichender Bewegung:* Einer der besten Blutdrucksenker ist ein täglicher einstündiger Spaziergang allein in der Waldluft. Wie Dr. Martin Halle[20], Sportmediziner an der Technischen Universität in München, anhand zahlreicher

Beispiele belegte, ist Bewegung und Sport auch für ältere Patienten ein effizienter Blutdrucksenker! Das liegt unter anderem daran, dass körperliche Aktivität das allmähliche Steifwerden der Blutgefäße um Jahrzehnte hinauszuschieben vermag. Schon wer sich dreimal in der Woche für 20 Minuten einem Ausdauertraining aussetzt – Schwimmen, Fahrradfahren, strammes Spazierengehen oder Laufen, ohne zu »schnaufen« –, senkt seinen oberen Blutdruckwert nachweislich um bis zu 10 mmHg, den unteren um etwa 5 mmHg.

4. *Achte auf ein vernünftiges Gleichgewicht von Arbeit und Erholung:* Wer viel arbeitet, soll im Sinne der Benediktinerregel *ora et labora et lege* (»Bete, arbeite und lies«) auch viel lesen und meditieren! Beten, lesen und meditieren Sie.
5. *Reinige deinen Körper von seinen Giften* durch Aderlass, Schröpfen, Moxibustion (Hitzeheilung), Bäder, Sauna und Nierenmassage mit Weinrautesalbe vor dem Ulmenholzfeuer. Durch die Massage der Nieren bzw. Nebennieren kommt es zu einer sofortigen Hormon- und damit zu einer unmittelbaren Blutdruckregulation. Zahlreiche Untersuchungen belegen die positive Wirkung finnischer Saunaanwendungen auf Hochdruckpatienten. Insbesondere profitiert dabei der Ruheblutdruck. Es werden in der Regel keinerlei gefährliche Rhythmusstörungen festgestellt, solange die Herzkranken sich – nach Absprache mit dem Arzt – der Hitze vernünftig aussetzen und die Abkühlphasen langsam genug erfolgen.
6. *Entdecken Sie hinter Ihren 35 »psychosozialen Fehlern«*[21] *die 35 spirituellen Kräfte Ihrer Seele,* und engagieren Sie sich in Ihrem Leben für großzügige Taten himmlischer Liebe, Freude, Lebenslust, Vitalität und Mitmenschlich-

keit. Fasten ist hier das Universalheilmittel zur Transformation der psychosozialen Risikofaktoren in seelische Heilmittel. Beim Fasten normalisiert sich meistens auch der Bluthochdruck.

Bluthochdruck, Arteriosklerose und das Herzinfarktrisiko

Durch Bluthochdruck und Arteriosklerose steigt bekanntermaßen das Risiko eines Herzinfarkts. Verursacht wird er durch die arteriosklerotisch verstopften Herzkranzgefäße, wodurch der Herzmuskel von der Sauerstoff- und Nahrungsversorgung abgeschnitten wird und abstirbt: ähnlich wie die Blätter verwelken, wenn der Zweig vom Baum abgeknickt wird. Charakteristisch sind immer die ausstrahlenden Herzschmerzen, die sich bis zum Vernichtungsschmerz aufschaukeln können. Im Notfall ist der Galgant ein echter Lebensretter, weil er durch seine krampflösende Wirkung sofort den Schmerz beseitigt, indem er die Gefäße öffnet und die Versorgungslage wiederherstellt. Schneller als mit Galgant können Sie keine Hilfe finden, jede Minute zählt: dreimal hintereinander eine Galganttablette im Abstand von je fünf Minuten auf der Zunge zergehen lassen, dazwischen ein Likörglas Petersilienelixier einnehmen, und das verkrampfte Gefäß öffnet sich langsam wieder – der Anfall ist vorbei (Bezugsquellen siehe »Adressen« im Anhang).
Gleichzeitig oder unmittelbar darauf müssen Sie aber den Notarzt rufen. Eine österreichische Notfallärztin hilft nur noch mit Hilfe von Galgant, und es ist ihr bisher kein Patient unter ihren Händen gestorben. Anschließend sind sofortige Veränderungen im Lebensstil, der Ernährung und der

Gesundheitsvorsorge notwendig, um den »großen Knall« zu verhüten. Hilfreich ist dazu der Aderlass, die Senkung des Bluthochdrucks und die »Kleine Herzkur« für ein halbes Jahr, um das Herz zu stärken und um die Narbenschmerzen zu beseitigen (siehe »Rezepte« im Anhang).

Erfolgsbericht: Galgant und Griechenklee im Einsatz für Herz und Kreislauf

Eine Patientin schrieb mir: »Ich nutze nur Hildegard-Heilmittel für meine Gesundheit. Seit fast zwei Jahren habe ich keine Betablocker und auch keine anderen chemischen Mittel eingenommen – dank des Galgants und des Griechenklees. Ich habe mir aber vorsichtshalber das ganze Jahr, wie bislang, in jedem Quartal ein Rezept ausstellen lassen, das ich aber nicht einzulösen brauchte und das für mich jetzt als Beweis gilt, dass Hildegard-Medizin diese Mittel ersetzen kann. Zwischendurch mache ich eine Kur mit Hirschzungenelixier, welches ich mir selber zubereite. Im Frühjahr fehlt auch die Wermutkur nicht.

Nun ist aber wieder mal der Aderlass fällig. Letztes Jahr habe ich mir das Blut beim Arzt nach dem Vollmond abnehmen lassen. Kein Arzt scheint den Blutzustand nach dem Vollmond zu kennen ... Der Bergkristall hilft mir immer noch bei schilddrüsenbedingtem Herzrasen und der Bernstein bei Schilddrüsenstörungen, das wissen sogar schon die Verkäuferinnen in Polen, die den Bernstein verkaufen. Dieses Wissen gebe ich an Interessenten weiter, mit Erfolg.«

Wie entsteht Arteriosklerose?

Im Laufe des Lebens können die Blutgefäße mehr oder weniger verkalken und aussehen wie kleine Tropfsteinhöhlen, wodurch der Blutdruck ansteigt und verschiedene Organschädigungen verursacht werden: Herz, Gehirn, Nieren, Gefäße und Augen sind besonders gefährdet. Wenn die Gefäße verengen, platzen oder verstopfen, besteht Lebensgefahr.

Die Arteriosklerose hat einen schleichenden Verlauf, es kann bis zu 30 Jahre dauern, bevor es zu einem Herzinfarkt, einem Gehirnschlag oder der Schaufensterkrankheit und dem Verschluss der Becken- und Beinschlagadern kommt. Je elastischer die Blutgefäße sind und je weniger sie durch Ablagerungen, zum Beispiel Cholesterin, Fette oder Eiweiße, an den Gefäßwänden verstopft werden, desto besser kann das Blut fließen.

Natürlich ist Cholesterin bei der Entstehung der Arteriosklerose beteiligt und bildet im Alter zusammen mit Kalk und verschiedenen Fetten arteriosklerotische Plaques, die die Durchblutung behindern. Dr. Wendt, von dem ja schon die Rede war, beschreibt die Arteriosklerose als eine Eiweißspeicherkrankheit.

Es stimmt schon, dass man die Risikofaktoren wie Bluthochdruck, Cholesterinwerte, Übergewicht und die Zuckerkrankheit sowie das Rauchen unter Kontrolle halten muss, aber die tieferen Ursachen liegen im seelischen Bereich. Da man diese Tatsache viel zu wenig beachtet, steigen die Arteriosklerose-Erkrankungen immer mehr an, und die Herzzentren schießen wie Pilze aus der Erde.

Dabei könnte man diese »unheilbare« Krankheit durch einen sinnerfüllten Lebensstil, zu dem auch die Anwendung des Aderlasses gehört, und eine gesunde Ernährung nach Hildegard von Bingen verhindern: Weltweite Studien bestätigen, dass diese Faktoren bis zu 80 Prozent eine Arteriosklerose verhüten könnten (siehe auch »Klinische Studien zum Aderlass« im Anhang).

Hildegard spricht vom »schädlichen Schleim«, der durch die schlechten Fäulnisstoffe in der Verdauung entsteht. Es handelt sich hier um Schlackenstoffe, die beim Abbau und Aufbau von Körperzellen anfallen, und um Stoffwechselendprodukte, wobei die Gefäße verstopfen und Arteriosklerose auslösen: »Unenthaltsame Menschen, die geizig sind und gern fette Speisen essen, haben ein gefährliches, giftiges, bitteres und trockenes Phlegma. Sie haben dickes, schwarzes und krankes Fleisch, das zu Herzkrankheiten führt.«

In Framingham, einem Vorort von Boston/Massachusetts, wurden seit dem Jahr 1948 regelmäßig Herz-Kreislauf-Untersuchungen bei allen Bewohnern durchgeführt, wobei sich diese Risikofaktoren bestätigten:[22]

- Bluthochdruck,
- erhöhte Blutfettspiegel (Cholesterin, Triglyzeride),
- Diabetes,
- Rauchen, Alkohol, Arzneimittelmissbrauch,
- Übergewicht.

Das alles deckt sich mit den Erkenntnissen Hildegards, nur beschränkt sich die moderne Medizin darauf, allein diese Risikofaktoren zu erfassen und die Symptome mit chemischen Arzneimitteln zu beseitigen respektive zu unterdrücken. Das grundlegende psychosoziale Gefahrenpotenzial wird gar nicht oder zu wenig berücksichtigt, um auch nachhaltig eine effiziente Heilung zu erreichen. Hildegard hingegen sah neben der physischen vor allem auch die seelische Ursache der

Arteriosklerose, und zwar in der sprichwörtlichen »Hartherzigkeit«, und nannte sie »Verhärtung« oder »Unbarmherzigkeit«, lateinisch *obduratio* – das Hartwerden gegen sich und andere. Als Antagonisten und dauerhaftes Heilmittel empfahl sie das Mitgefühl *(misericordia)* – Barmherzigkeit, Einfühlungsvermögen, Weichherzigkeit und Menschlichkeit.

Im Wermutkapitel ihres Naturheilkundebuches beschrieb sie auch eine »praktische« vorbeugende Wermutkur gegen die Arteriosklerose, die zu ihren Zeiten ja unbekannt war. Die »Frühjahrskur« wird zum Schutz und zur Behandlung von Arteriosklerose eingenommen: »Wenn der Wermut frisch grünt, dann zerstampfe ihn und presse durch ein Tuch den Saft aus. Dann koche Wein mit Honig – aber nicht zu stark *(modice)* – und gieße von diesem Saft so viel in den Wein, dass der Saftgeschmack den Wein- und Honiggeschmack übertrifft. Das trinke vom Mai bis zum Oktober jeden dritten Tag nüchtern (vor dem Frühstück). Es beseitigt in dir die Nierenschwäche und die Melanche (Schwarzgalle) und klärt die Augen und stärkt dein Herz und lässt nicht zu, dass deine Lunge krank wird. Es wärmt den Magen (Darm) und reinigt die Eingeweide und bereitet eine gute Verdauung.«

Hildegard beschrieb die Arteriosklerose und ihre Folgen ja als Kettenreaktion, die an den Nieren beginnt, wobei die Schlacken- und Stoffwechselprodukte aufgrund der Nierenschwäche nicht mehr ausgeschieden werden können, sondern sich in den Gefäßen und im Bindegewebe ablagern. Das Auge als empfindlichstes Organ registriert diese Ablagerungen als Erstes mit einer Sehschwäche, die wir vielleicht im beginnenden Grauen Star erkennen. Ganz besonders sind bei der Arteriosklerose die Herzkranzgefäße betroffen mit Herzschmerzen, die sich bei den Angina-Pectoris-Anfällen mit Herzschmerzen bemerkbar machen und in Myokardinfarkten enden können. Die Arteriosklerose schädigt die Lungendurchblutung und führt zur Winteranfälligkeit mit Grippe- und chronischer Bronchitisgefahr.

Die »Frühjahrskur« wärmt (tonisiert) den Magen, reinigt die Eingeweide (von Blähungen) und bereitet eine gute Verdauung vor. Die »Aufgetriebenheit« des Oberbauchs mit Völlegefühl, Druck, Aufstoßen und Appetitlosigkeit mit Stimmungsschwankungen sind eine Teilfolge der Arteriosklerose, ja vielleicht des Alterns überhaupt. Durch den »Wermuttrank« werden die übermäßigen Darmgase beseitigt, wobei sowohl der Druck auf das Herz und die Herzgefäße (gastrokardial) als auch auf Leber- und Gallenwege beseitigt wird. Zu dieser »Betriebseinheit« gehören auch der obere Dünndarm mit seiner Beziehung zum Magen, dem Leber-Gallen-System und der Bauchspeicheldrüse, die nach Hildegard neben den Sexualorganen zu den Drüsen der inneren Sekretion zählen.

Erfolgsbericht: Der Aderlass senkte den Bluthochdruck und verbesserte den Stoffwechsel

Trotz regelmäßiger Gabe von vier Blutdrucksenkern (Betablocker, Adalat, ACE-Hemmer und Wassertabletten) hatte eine 80-jährige ehemalige Krankenschwester einen Bluthochdruck von 300/150 mmHg. Die alte Dame litt zudem an den Nebenwirkungen der chemischen Mittel mit Wadenkrämpfen, Schwindel, Sehstörungen, Gelenkschmerzen, einem deutlich erhöhten Cholesterinspiegel sowie einer diabetischen Stoffwechsellage. Dagegen nahm sie das Antidiabetikum Glibenclamid.

Eine Fasten- und eine Aufbauwoche mit mehreren Nierenmassagen verbesserten den Allgemeinzustand, der Blutdruck sank auf 220/90, nach der Nierenmassage auf 180/80, und die Zuckertablette konnte schließlich eingespart werden, da der Blutzucker Normalwerte erreicht hatte. Der anschließende Hildegard-Aderlass brachte den Durchbruch. Der Blutdruck sank auf Normalwerte von 140/80, der Cholesterinspiegel konnte ebenfalls gesenkt werden, und der Blutzuckerwert blieb normal. Ein Wunder der Medizin? Die Patientin fühlt sich ohne chemische Arzneimittel jedenfalls rundum wohl!

Der Aderlass verbessert die Fließeigenschaft des Blutes und reguliert die Bluteisenwerte

Die wichtigste Wirkung des Aderlasses liegt in der Verbesserung der Fließeigenschaft des Blutes. Die entstauende Wirkung macht ihn zu einem Universalmittel bei verschiedenen Formen von Gefäßerkrankungen, die bei Thromben- oder Emboliegefahr entstehen: Herzinfarkt, Schlaganfall, Hörsturz, Lungenembolie oder Venenthrombose.

Durch die Verdünnung des Blutes wird eine Verminderung der Zähigkeit des Blutes erreicht. Die wie Geldrollen zusammengeballten Blutkörperchen werden wieder elastisch und können die kleinsten Kapillaren passieren, um den extrazellulären Raum zwischen Kapillaren und Zellmembranen zu ver- und entsorgen. Wenn beim Aderlass Blut entfernt wird, entsteht ein Sog, wodurch Blut aus den entferntesten Endstrombahnen nachfließt und ebenjener Verdünnungseffekt entsteht. Dadurch kommt es also zu einer Verbesserung der Mikrozirkulation auch im extrazellulären Raum. Nach einem Aderlass optimiert sich sofort die Sauerstoffversorgung in den Zellen und in den Organen.

Der Hämatokritwert

Durch den üblichen Hildegard-Aderlass entfernt man rund 100 Gramm Blutkörperchen, und das Blut bekommt sofort bessere Fließeigenschaften, das heißt eine bessere Viskosität. Die Fließeigenschaften werden mit dem Hämatokritwert gemessen. Dieser gibt den prozentualen Anteil der Zellkörperbestandteile im Blut wieder, fast ausschließlich der roten Blutkörperchen. Als optimal ist eine Blutdicke mit Hämatokritwerten um die 40 Volumenprozent anzusehen. Bei höheren Werten ist das Blut zu dick, das heißt, es fließt zu langsam und kann zu Thromben- oder Emboliebildung neigen. Dadurch besteht ein höheres Risiko für die bereits erwähnten lebensgefährlichen Kreislaufkrankheiten.

Bei hohen Hämatokritwerten ist außerdem die Durchblutung in den feinsten Kapillaren schlechter, und es kann dort leichter zur Verstopfung der Blutgefäße kommen mit der Folge von Durchblutungsstörungen.

Der Aderlass ist die wichtigste und schnellste Methode, nicht nur um die Thrombose- und Emboliegefahr und deren Folgen zu verhüten, sondern vor allem um die Versorgung der Körperzellen durch die Extrazellularflüssigkeit im Zwischengewebe von Kapillaren und Körperzellen zu verbessern.

Bei hohen Hämatokritwerten nimmt man nach dem Aderlass ein- bis dreimal täglich eine Galganttablette, damit die Blutplättchen nicht aneinanderkleben. Galgant ist eine natürliche Alternative zu den schulmedizinischen Blutverdünnern wie zum Beispiel Marcumar oder ASS, weil es ebenfalls die Thrombozyten daran hindert zu verkleben (Thrombozytenaggregationshemmer) und so die Thrombose- und Emboliegefahr verringert, ohne die Blutgerinnung zu beeinflussen. Zusätzlich sollten täglich mindestens zwei bis drei Liter

Flüssigkeit getrunken werden, zum Beispiel Fencheltee, Dinkelkaffee oder abgekochtes Wasser (kein Mineralwasser).

Erfolgsberichte: Verbesserung des Blutflusses durch den Hildegard-Aderlass

Beispiel 1: Ein 52-jähriger Patient litt an *Durchblutungsstörungen der Beine,* sie waren gestaut und ruhelos (»Zappelbeine«, »Restless-Legs-Syndrom«). Im Aderlass-Blut wurde ein Hämoglobinwert von mehr als 20 Gramm pro Deziliter gemessen, das entspricht einem Hämatokritwert von über 60 Volumenprozent. Bei über 60 Prozent besteht Lebensgefahr durch Thrombosebildung. Nach dem Aderlass wurde ein Hämatokritwert von 55,8 Prozent gemessen.
Beispiel 2: Ein 59-jähriger Patient hatte einen *erhöhten Hämoglobinwert* von mehr als 20 Gramm pro Deziliter und damit einen erhöhten Hämatokritwert von über 60 Prozent. Nach dem Aderlass sank der Hämoglobinwert auf 16,6 Gramm pro Deziliter, entsprechend der Hämatokritwert auf 48,9 Prozent.
Beispiel 3: Bei einem heute 30 Jahre alten Patienten wurde während des Wehrdienstes ein Herzfehler mit einer undichten Aortenklappe entdeckt. Der Blutdruck und der *Hämatokritwert* waren *erhöht,* obwohl er einen Blutdrucksenker und ein Blutverdünnungsmittel genommen hatte. Bereits nach dem ersten Aderlass sank der Blutdruck von 160/95 auf 140/90 mmHg, der Hämatokritwert von 55 auf 52 Prozent.
Beispiel 4: Eine 63-jährige Patientin schwebte in Thrombose- und Emboliegefahr mit einem Hämoglobinwert von über 20 Gramm pro Deziliter, einem entsprechenden *Hämatokritwert von über 60 Volumenprozent* und einem hohen Blutdruck von 180/100 mmHg. Bereits nach dem ersten Aderlass

war die Gefahr gebannt, denn die Werte sanken signifikant: der Blutdruck auf 160/100 mmHg und der Hämatokritwert auf 40,2 Prozent. Und der Cholesterinspiegel sank von 239 auf 200 Milligramm pro Deziliter.

Beispiel 5: Bei einer 69-jährigen Patientin wurden vor sechs Jahren die Krampfadern gestrippt, was eine tiefe Venenthrombose von der Leiste bis in den rechten Fuß auslöste. Das Bein war doppelt so dick wie zuvor, und die Beschwerden waren viel größer als vor dem Strippen. Nun hatte sich noch ein hoher Blutdruck entwickelt, und die Fließeigenschaften des Blutes waren so schlecht, dass wieder erneut eine hohe *Thrombosegefahr* bestand. Durch den Aderlass verbesserten sich alle Werte, und die Patientin fühlte sich erleichtert und beschwerdefrei: Der Blutdruck sank von 170/95 auf 125/70 mmHg, der Hämatokritwert von 60 auf 40,6 Prozent.

Beispiel 6: Eine 50-jährige Verkäuferin in einer Gärtnerei hatte sich in einem überfüllten Bus nach anderthalb Stunden Stehen einen Hitzestau zugezogen. Seit dieser Zeit konnte sie es sogar bei klirrender Kälte nur noch in Sandalen aushalten. Auch im Winter trug sie seitdem immer Sandalen, im Sommer lief sie barfüßig. Als Gärtnerin hatte sie unter diesen Umständen den denkbar besten Arbeitsplatz, denn sie konnte sich ab morgens regelmäßig einen Oberschenkelwasserguss machen, außerdem füllte sie alle Eimer und Gießkannen mit kaltem Wasser, um ihre heißen Füße abzukühlen. Um keinen Preis wollte sie Strümpfe oder Schuhe anziehen. Akupunktur und blutiges Schröpfen brachten keine Besserung. Erst nach dem hildegardischen Aderlass im Sommer 1995 hatte sie auch an heißesten Tagen plötzlich keine Schmerzen mehr. Sie brauchte nicht einmal mehr Wasser. Seit dem zweiten Aderlass ein halbes Jahr später kann sie sogar wieder Perlonstrümpfe anziehen. Die Folgen des *erhöhten Hämatokritwerts* und des *Lymphstaus* waren also nachhaltig behoben.

Der Serumferritinwert

Eisen ist ein wichtiger Bestandteil des Blutes, ein Übermaß kann aber zahlreiche lebensgefährliche Krankheiten auslösen, es gibt kaum eine Krankheit, die nicht durch ein Zuviel an Eisen verursacht wird.

Der Gesamteisengehalt des menschlichen Körpers beträgt zwischen 3 und 5 Gramm. Davon sind etwa 75 Prozent im Blut an Hämoglobin gebunden, den roten Blutfarbstoff. Eisen gibt dem Blut seine rote Farbe.

Eisen wird außerdem von Transferrin im Blut gebunden und als dreiwertiges Eisen (Fe3+) transportiert. Normalerweise wirken dreiwertige Eisenionen auf Serumproteine gerinnend (koagulierend), diese toxische Wirkung wird durch die Bindung an ein spezifisches Transportprotein verhindert.

Der menschliche Körper ist in der Lage, Eisen zu speichern. Als Eisenspeicherproteine fungieren das Hämosiderin und das Protein Ferritin. Dieses befindet sich vor allem in den Schleimhautzellen, Leberzellen und den Zellen von Knochenmark und Milz. Ein erhöhter (Serum-)Ferritinwert ist ein Zeichen für einen gestörten Eisenstoffwechsel, wie er bei Tumorerkrankungen oder Entzündungen beobachtet werden kann oder bei Eisenüberladung auftritt, zum Beispiel durch vermehrte Bluttransfusionen oder bei der Eisenspeicherkrankheit (Hämochromatose).

Die Plasmakonzentrationen des proteingebundenen Eisens betragen bei Frauen 90 bis180 und bei Männern 70 bis 300

Mikrogramm pro Deziliter. Eisenhaltige Enzyme katalysieren die Verbrennung von Sauerstoff in der Atmungskette zum Zwecke der Energiegewinnung im Organismus.
Erhöhte Ferritinwerte lösen Krankheiten aus. Zu viel Speichereisen ist ein großes Risiko für zum Beispiel folgende »unheilbare«, das heißt chronische Krankheiten:

- Krebs,
- Arteriosklerose,
- Parkinson,
- Diabetes,
- Alzheimer-Krankheit,
- Hämochromatose,
- akute und chronische Entzündungen der Organe: Hepatitis, Dermatitis, Colitis, Sinusitis, Arthritis, Pankreatitis usw.

In zahlreichen weltweit durchgeführten klinischen Studien konnte gezeigt werden, dass der Anstieg von Eisen als angehäuftes Speichereisen ein großes Risiko für solche Krankheiten ist. Dabei zeigte sich, dass ein Übermaß von Speichereisen und eine eisenreiche Kost (rotes Fleisch) die Krebsrate und Sterblichkeit erhöhen. Im Klimakterium steigt das Krebsrisiko ebenfalls an, weil keine Menstruation mehr stattfindet und dadurch der Eisenspiegel langsam ansteigen kann. Regelmäßige Blutspenden senken das Krebsrisiko auch, während Bluttransfusionen es erhöhen.
Klinische Studien beweisen die Wirksamkeit des Aderlasses bei den oben aufgeführten Krankheiten (siehe Anhang). Der Aderlass ist die wirksamste Methode, um die hohen Eisenspiegel zu reduzieren, oxidativen Stress abzuwehren und die durch freie Radikale ausgelösten Krankheiten zu verhüten.

Der Aderlass beseitigt überhöhte Cholesterinspiegel

Aus ganzheitlicher Sicht ist der Hildegard-Aderlass eine außerordentliche Sofortmethode zur Befreiung des Körpers von seinen entgleisten Blutwerten, zu denen auch der Cholesterinspiegel gehört. Erhöhte Cholesterin- und Triglyzeridwerte zeigen an, dass der Patient einen zu hohen Blutfettgehalt hat.

Keine medizinische Maßnahme außer dem Hildegard-Aderlass ist in der Lage, diese und die übrigen hier besprochenen Blutwerte auf einmal und innerhalb von wenigen Minuten ins Gleichgewicht zu bringen! Und langfristig bleiben alle Werte normal, wenn anschließend die Ernährung und der Lebensstil mit den besprochenen »Lebensregeln« eingehalten werden (siehe den Abschnitt »Der Blutdruck und die sechs goldenen Regeln der Hildegard-Heilkunde«).

In erster Linie ist Cholesterin ein wichtiges körpereigenes Ausgangsmaterial für die Synthese von Hormonen wie das körpereigene Aktivitäts- und Reparaturhormon »Cortisol« oder für die Synthese von Sexualhormonen. Cholesterin ist außerdem ein sehr wichtiger Baustein für alle Zellwände unseres Körpers, die ständig auf- und abgebaut werden müssen. Aus diesem Grund hält der Körper den Cholesterinspiegel mehr oder weniger konstant. Cholesterinmangel führt unter anderem zu Schlaganfall, Herzinfarkt, Krebs, Depressionen, Antriebsschwäche, Libidoverlust und zum Burn-out-Syndrom.

Nach einer Faustformel betrug der normale Cholesterinspiegel früher »200 plus Alter«. Mittlerweile wurde der Referenzwert auf unter 200 Milligramm pro Deziliter festgelegt, in Amerika sogar unter 100 Milligramm pro Deziliter. Zum einen sind so niedrige Werte oft nur noch mit den Cholesterinspiegelsenkern möglich, zum anderen entsteht unter Umständen ein Cholesterinmangel, der ebenfalls zu lebensgefährlichen Krankheiten wie zum Beispiel Herzinfarkt, Schlaganfall, Krebs oder zu Demenz führen kann (s. u.).
Der weltberühmte amerikanische Gefäßchirurg und Pionier der Bypass-Operation Prof. Dr. Michael Ellis DeBakey hat in seinem Heart & Vascular Center im Baylor College of Medicine in Houston, Texas, mehr als 60 000 Herzoperationen durchgeführt und sein Wissen weltweit an alle interessierten Kardiologen weitergegeben.
Kurz vor seinem Tod im Jahr 2008 hatte ich die einmalige Gelegenheit, mich mit ihm ausführlich über seine Erfahrungen zu unterhalten. Auf die Frage »Was verursacht den Herzinfarkt?« antwortete er: »Cholesterin ist es nicht, sondern immer ein Thrombus, der in der Regel während eines plötzlichen Schocks entsteht: Schicksalsschlag, Stress, Unfall, Beziehungskrise oder sonst eine furchtbare Schreckensbotschaft. Dabei verkleben die Thrombozyten zu einem Thrombus und verstopfen die Gefäße.« Wobei erhöhte Cholesterinwerte sicher die Disposition dazu erhöhen.
Als ich noch in der Pharmaindustrie arbeitete, habe ich unmittelbar während einer Geschäftsführersitzung die psychosomatischen Folgen eines Wutanfalls miterlebt: Zwei Geschäftsführer gerieten derart aneinander, dass der eine in einem Tobsuchtsanfall steif wie gelähmt vom Stuhl fiel. Er musste als Notfall eingeliefert werden, weil sich während des Wutanfalls eine tiefe Venenthrombose gebildet hatte, so

dass er sich nicht mehr bewegen konnte. Seit daher weiß ich, was es bedeutet, zu einer »Salzsäule« zu erstarren.

Erfolgsbericht: Aderlass zur Cholesterinspiegelsenkung

Eine 82-jährige Patientin fühlte sich eigentlich pudelwohl in ihrer Haut, sollte aber auf Anraten ihres Hausarztes Cholesterinspiegelsenker (Statine) nehmen, die sie gar nicht gut vertrug. Beim Aderlass wurde ein hoher Blutdruck, ein gestiegener Harnsäurewert und ein erhöhter Cholesterinspiegel von 285 Milligramm pro Deziliter festgestellt. Nach dem Hildegard-Aderlass gab es wie immer in unserer Praxis ein kleines Frühstück mit Habermus, einem Dinkelbrötchen mit Quittenmarmelade, Fencheltee oder Dinkelkaffee. Danach wurden die überhöhten Werte gemessen und ergaben folgendes Bild: Der Blutdruck war von 185/100 auf 130/75 mmHg gesunken und der Cholesterinwert von 285 auf 245 Milligramm pro Deziliter.

Zu tiefe Cholesterinwerte – ebenfalls ein Risikofaktor

Optimale Cholesterinwerte liegen im Durchschnitt bei etwa 200–230 Milligramm pro Deziliter. Werte bei 180 sind bereits ein Risiko, solche unter 150 können eine gesundheitliche Katastrophe auslösen!

Bei einer funktionellen Störung der Gallenblase oder nach einer Gallenblasenoperation verursacht der Mangel an Gallenflüssigkeit einen tiefen Cholesterinspiegel und damit die Folgekrankheiten: Hormonmangel, Depressionen oder Krebs.

Die aus Leberzellen gebildete Galle ist für die Aufnahme von Cholesterin und Fett aus der Nahrung verantwortlich. Sie spaltet die Fettkügelchen im oberen Dünndarm zu winzigen Tröpfchen und ermöglicht damit die Fettverdauung durch das Enzym Lipase.
Die Leber produziert an einem Tag etwa einen halben Liter Galle, in der viele chemische Substanzen wie Gallen-, Mineralsalze und Cholesterin enthalten sind. Die Galle wird entweder über den Gallenblasengang als Verdauungshilfe in den Zwölffingerdarm geleitet oder – im Fall des Überschusses – in der Gallenblase gespeichert.
Bereits bei einem niedrigen Cholesterinspiegel von unter 160 Milligramm pro Deziliter wurden, besonders bei jungen Frauen, Depressionen und Angstzustände beobachtet.
Bei einem zu niedrigen Cholesterinspiegel wird die Zellwand dünn und durchlässig (permeabel) für alle möglichen Krankheitserreger. Vor allem Onkogene können durch die dünne Zellwand in den Zellkern gelangen, das genetische Material zerstören und Krebs auslösen.
Durch Studien wurde schon vor einiger Zeit bewiesen, dass nicht nur zu hohe, sondern auch zu tiefe Cholesterinspiegel das Schlaganfallrisiko erhöhen. Diese Forschungsergebnisse wurden beispielsweise im Februar 1999 auf der 24. American Heart Association Conference on Stroke and Cerebral Circulation in Nashville, Tennessee, präsentiert: Ungefähr 80 Prozent aller Schlaganfälle wurden durch eine transitorische ischämische Attacke (TIA) verursacht, bei der eine Blockade der Gehirnarterien eingetreten war, während nur 20 Prozent der Schlaganfälle durch eine geplatzte Gehirnarterie ausgelöst wurden.
Die Forscher verglichen den Cholesterinspiegel von Schlaganfallpatienten mit dem von 3700 Menschen, die keinen

Schlaganfall erlitten hatten. Steigen die Cholesterinspiegel über 230 Milligramm pro Deziliter, steigt auch das Risiko einer TIA. Bei einem Cholesterinspiegel von 280 ist das Risiko doppelt so hoch wie bei 230 Milligramm pro Deziliter. Überraschenderweise steigt das Schlaganfallrisiko aber auch stark an, wenn der Cholesterinspiegel sinkt. Bei 180 ist es bereits doppelt so hoch wie bei Personen mit 230 Milligramm pro Deziliter!

Es sieht so aus, als ob bei niedrigen Cholesterinspiegeln die Gefäßwände wie oben beschrieben zu dünn und permeabel werden und bei hohem Blutdruck platzen. Japaner beispielsweise haben traditionell einen niedrigen Cholesterinspiegel und deshalb ein erhöhtes Schlaganfallrisiko.

Mythos Cholesterin

In dem Buch *Mythos Cholesterin* untersucht der dänische Arzt Dr. Uffe Ravnskov alle relevanten Studien, die zu dem Thema: »Cholesterin verursacht Herzinfakt« in den letzten 50 Jahren durchgeführt wurden, und kommt zu dem Schluss, dass die »Fett-und-Cholesterin-Theorie« längst überholt ist. Die älteste und größte, die »Framingham-Studie«, beweist sogar genau das Gegenteil: Bei jeder Cholesterinsenkung um 1 Milligramm pro Deziliter steigt die Herzinfarkt- und Gesamtmortalität um 11 Prozent an.[23]

Die Studie beweist außerdem, dass es zwischen dem erhöhten Fettgehalt der Nahrung und dem Risiko, an der koronaren Herzkrankheit zu sterben, keine Zusammenhänge gibt. Ganz im Gegenteil, durch eine fettreiche Mahlzeit sinkt der Cholesterinspiegel, weil die eigene Cholesterinsynthese in der Leber eingestellt wird.

In einem Selbstversuch, den Sie bitte nicht nachahmen, aß Uffe Ravnskov jeden Morgen ein Ei mehr und maß den Cholesterinspiegel vorher und nachher. Am achten Tag verspeiste er sogar acht Eier und stellte fest, dass sich der Cholesterinspiegel kaum veränderte, ja sogar von 278 Milligramm pro Deziliter am ersten Tag auf 246 am achten gefallen war. Die »klassischen Cholesterinnahrungsmittel« wie Eier, Butter, Honig und fette Speisen verlieren durch solche und viele ähnliche Ergebnisse ihren »Schrecken«. Dennoch werden sie immer noch für allerlei »Zivilisationskrankheiten« verantwortlich gemacht, und es werden teure Cholesterinspiegelsenker verschrieben, ja, sie gehören sogar zu den meistverordneten Arzneimitteln.

Im Jahr 2003 musste die Firma Bayer Leverkusen ihr Präparat Lipobay vom Markt nehmen, da mehr als 50 tödlich verlaufende Fälle mit Muskellähmungen im Zusammenhang mit der Einnahme von Cerivastatin (Handelsname: »Lipobay«) aufgetreten waren. Im Grunde gibt es keine »Neben«wirkungen, jede Neben- ist auch eine *Haupt*wirkung, die Pille kann da nicht unterscheiden ...

Atorvastatin ist das weltweit am häufigsten verschriebene Statin. Es erreichte im Jahr 2007 einen weltweiten Verkaufserlös von 12,8 Milliarden US-Dollar. Im Jahr 2006 wurden am New Yorker Supreme Court verschiedene Klagen gegen die Firma Pfizer eingereicht, den Hersteller von Atorvastatin (Handelsnamen »Lipitor«, »Sortis«). Die Kläger waren der Auffassung, durch Nebenwirkungen des Präparats geschädigt worden zu sein. Dennoch ist es in Deutschland zusammen mit anderen Statinen immer noch auf dem Markt, wobei folgende Nebenwirkungen laut Arzneimittelverzeichnis für Deutschland (»Rote Liste«) auftreten können:

- Muskelzerfall und Lähmung der Herz- und Skelettmuskulatur mit tödlichem Ausgang, akutes Nierenversagen.
- Nachlassen der Gedächtnisleistung und Aufmerksamkeit sowie erhöhte Aggressivität und erhöhte Reizbarkeit. Bisher sind mindestens 60 Fälle von totalem Gedächtnisverlust bekannt.
- Leberschäden, Kopfschmerzen, Übelkeit, Müdigkeit, Schlafstörungen.
- Magen-Darm-Störungen, Blähungen, Bauchschmerzen, Verstopfung, Durchfall.
- Haarausfall, grippeähnliche Beschwerden, Infektionen.
- Hepatitis, akutes Leberversagen, Leberschaden (Laborwerte), Gefäßentzündungen.
- Statine erhöhen das Risiko für Diabetes mellitus.

Erfolgsbericht: Cholesterinspiegelsenkung durch Aderlass

Patienten über 70 Jahre sollten gar keine Statine mehr nehmen, weil dadurch ihr Gedächtnis enorm leiden kann. In unsere Praxis kam zum Beispiel einmal ein erfolgreiches Ehepaar, das mit einer Landwirtschaft, einem Restaurant und einem Hotel ein stolzes Lebenswerk aufgebaut hatte. Beide nahmen schon jahrelang Statine, obwohl ihr Cholesterinspiegel bereits unter 180 bzw. 154 Milligramm pro Deziliter abgesunken war, und sie fühlten sich sehr schlecht: Die Frau konnte ohne Schmerzmittel nicht mehr arbeiten, ihre Muskeln und Gelenke waren steif, beide litten unter einem erheblichen Verlust ihres Gedächtnisses und konnten nur noch mit Mühe ihre Arbeit verrichten. Die Lebens- bzw. Liebeslust war allein mit Viagra möglich.

Evidenzbasierte Medizin – »auf Beweismaterial gestützte Heilkunde« – ist eine Richtung in der Medizin, die ausdrücklich verlangt, dass bei einer medizinischen Behandlung patientenorientierte Entscheidungen nach Möglichkeit auf der Grundlage von empirisch nachgewiesener Wirksamkeit getroffen werden sollen. Eine Messreihe mit Patienten wie dem beschriebenen Ehepaar ergab, dass der Cholesterinspiegel nach der Anwendung des Hildegard-Aderlasses signifikant sank. Nach dem Aderlass übernahmen die Patienten wie auch das Ehepaar die Hildegard-Kost mit Dinkel, Obst und Gemüse und zusätzlich drei bis fünf Äpfeln täglich, ein- bis dreimal täglich Flohsamen, ein bis drei Teelöffel übers Essen gegeben, oder (noch einfacher) drei bis fünf fertige »Flohkekse« täglich mit je einem Glas Flüssigkeit, und ein bis zwei Zehen rohen Knoblauch täglich mit Salat sowie das Wermutelixier Bio – die Frühjahrskur. Auf diese Weise konnten sie ihre Cholesterinwerte nachhaltig stabilisieren.[24]

Der Aderlass verhütet Krebs und Autoaggressionskrankheiten

Fast ein Jahrtausend bevor wir Heutigen von der Psychosomatik zu sprechen begannen, beschrieb Hildegard von Bingen mit dem folgenden Text das Zusammenspiel von Körper und Seele, das mittlerweile auch von Wissenschaftlern als stimmig bestätigt wurde. So konkret hatte bis dahin wohl noch niemand gesagt, wie die Autoaggressionskrankheiten durch Zorn und Trauer entstehen.

»Wenn aber die menschliche Seele fühlt, dass ihr und ihrem Körper etwas zuwider ist, ziehen sich Herz, Leber und die Gefäße zusammen. Dabei sendet das Herz eine Art von Nebel aus, der das Herz verdunkelt, und so wird der Mensch traurig.

Nach dieser Traurigkeit entsteht der Zorn. Wenn der Mensch inzwischen irgendetwas Schlimmes gesehen, gehört oder darüber nachgedacht hat, woher seine Traurigkeit kommt, dann zieht der Nebel der Traurigkeit *(nebula tristitiae)*, der sein Herz erfasst hat, wie ein warmer Rauch *(calidum fumum)* in alle Körpersäfte und zur Galle *(fel)* und regt sie an, und so entsteht aus der Bitternis *(amoritudine)* der Galle der Zorn.

Lässt der Mensch den Zorn nicht ausbrechen, sondern findet sich stillschweigend damit ab, beruhigt sich die Galle wieder. Hört aber der Zorn nicht auf, dann dehnt sich dieser Rauch bis zur Schwarzgalle *(melancholia)* aus, aktiviert sie und sendet einen bitteren Rauch aus. Galle und Schwarzgalle ziehen nun zum Gehirn und zerstören es. Danach ziehen sie zum Magen und entzünden das Mageninnere (Schleimhaut: Gastritis), und das macht den Menschen besinnungslos *(amentia)*. So kommt der Zorn zum Ausbruch. Denn durch Zorn leidet der Mensch mehr als durch die schwerste Krankheit. Oft verfällt er durch den Zorn in schwere Krankheiten, weil die entgegengesetzt wirkenden Säfte der Galle und Schwarzgalle in Aufruhr geraten. Besäße der Mensch nicht die Bitternis der Galle *(amaritudines fellis)* und die Schwärze der Schwarzgalle *(nigredine melancholiae)*, so würde er immer gesund bleiben.«

Hildegard beschrieb hier ein Zusammenspiel der Schwarzgalle mit fünf Organen (die »Quintessenz«) bei der Entstehung der Krebskrankheit. Es ist ein eindeutiges psychosomatisches Modell für den Zusammenhang von Stress und körperlichen Krankheiten. Erstaunlicherweise nannte sie auch den »Rauch«, der durch den Körper zieht und gleichzeitig das Hirn und das Verdauungssystem zerstört. Wie bereits gesagt wurde, entspricht dieser Rauch dem Stickoxid, das sie so noch nicht kennen konnte, dessen Wirkungen sie aber exakt erkannte.

Und wie sieht die Schulmedizin üblicherweise diese Zusammenhänge? Über die Ursachen der Krankheiten schreibt die Ärztin Dr. Heike S. Buhl in einem Artikel über Gesundheit, Krankheit, Körpertherapie und die psychosomatischen Ursachen von Gesundheit und Krankheit: »Auf die Frage, wie Krankheit eigentlich entsteht, wurde in meinem Studium nie eingegangen. Wir beschäftigten uns nur mit dem ›Schaden‹ und wie man ihn am besten repariert – ein bisschen wie bei einem kaputten Auto, das nicht mehr funktioniert, weil die einzelnen Teile eben nicht so gut gebaut sind. Bei vielen

Krankheiten fand sich als Erklärung der Satz ›Ätiologie ungeklärt‹ oder ›Autoimmunkrankheit‹. Die großen Fragen – Was eigentlich verbirgt sich hinter dem Ausdruck ›Autoimmunkrankheit‹, wie entsteht Krebs, wie kommt es zu Herz-Kreislauf-Krankheiten? – blieben ohne Antwort. Und die Alternativmedizin schien auf den ersten Blick auch nicht so überzeugend – statt Pillen die Nadel, die Hochpotenz oder das Heilkraut ... ohne ausreichende Kenntnis des zugrundeliegenden Denksystems angewandt oder auch nur wieder Symptomkuriererei ... anstelle von Ursachenforschung. Die Psychosomatiker ließen sich als Randwissenschaft ausgrenzen und führten ihrerseits nun wieder alles auf die Psyche zurück, ohne ein einheitliches Konzept für Psyche *und* Soma anzubieten.«[25]

Die meisten Krankheiten sind aber autoaggressiv, das heißt, es handelt sich um Störungen, die durch das körpereigene Immunsystem ausgelöst wurden. Es gibt kaum eine Krankheit, die nicht eine ebensolche Ursache hat. Hildegard betonte immer wieder, dass alles zusammen, Ernährungs- und psychosoziale »Fehler« (»Laster« und »Tugenden«), Galle und Schwarzgalle die Krankheiten zum Ausbruch brächten.

Die Namen der autoaggressiven Entzündungskrankheiten enden meist auf »-itis« (wie »Dermatitis« oder »Gastritis«). Für die Schulmedizin gelten viele von ihnen bis heute immer noch als »unheilbar«. Die Patienten werden oft mit Diagnosen schockiert wie: »Wir wissen nicht, woher diese Krankheit kommt, es gibt auch keine Heilmittel; Sie müssen sich mit der Krankheit abfinden.« Die dann folgenden Behandlungsweisen sind ebenfalls aggressiv: Operation, Chemotherapie und Bestrahlung.

Man kann sagen, dass Ernährung und Lebensstil mindestens 80 Prozent unserer Gesundheit beeinflussen. Dennoch wird diese Tatsache, obwohl heute weltweit auch wissenschaftlich akzeptiert, in der ärztlichen Praxis noch nicht durchgängig berücksichtigt. Langjährige Studien auf allen fünf Kontinenten bestätigen, dass man durch gesunde Ernährung und einen gemäßigten Lebensstil ohne Extreme jeglicher Art zum Beispiel die Krebsrate um 80 Prozent senken kann. In Übereinstimmung mit der Hildegard-Heilkunde sind vor allem vier Faktoren für unsere Gesundheit und Lebensqualität verantwortlich: eine ausgewogene, dem Organismus zuträgliche Ernährung und der sinnvolle, ausgeglichene Lebensstil zu je 40 Prozent, während Umwelt und Vererbung im Durchschnitt nur zu jeweils 10 Prozent die Gesundheit beeinflussen.

Wenn 80 Prozent aller Krebsarten durch eine gesunde Ernährung und einen sinnvollen Lebensstil zu vermeiden sind, heißt das für uns mit anderen Worten: Die Hildegard-Ernährungstherapie und ein sinnvoller Lebensstil voller Liebe und Lebensfreude könnten auch die Autoaggressionskrankheiten zu 80 Prozent verhüten. Hildegards System von den Werten des Lebens stellt eine vollständige Verhaltenstherapie dar, die zeitlose Gültigkeit besitzt. Und in Hinblick auf die Ganzheitlichkeit steht sie keiner der modernen Verhaltenstherapien nach, vielmehr übertrifft sie diese sogar in mannigfacher Weise.[26]

Die bereits genannten »psychosozialen Fehler« (»Laster«) verursachen Stress, der sich mit der Zeit schädlich nicht nur auf unsere Gesundheit auswirkt. Die gefährliche Mixtur von Extremen wie Materialismus und Geldgier, chaotischer Ausgelassenheit, grenzenloser Vergnügungssucht, Unbarmherzigkeit, tiefster Frustration, Wut, Aggression und Zorn sowie beißender Zynismus und die damit verbundenen seelischen und gesellschaftlichen Bedingungen lösen in unserem Organismus ein heilloses Durcheinander aus, wodurch Krebs,

Rheuma, Diabetes und viele andere Autoaggressionskrankheiten entstehen können.
Krebs breitet sich explosionsartig aus! Jedes Jahr sterben Millionen Menschen an dieser Krankheit. Man schätzt, dass sich der Krebs in Europa und Nordamerika weiter verbreiten und die bisherige »Nummer eins«, die Herz- und Kreislauferkrankungen, überrunden wird.
Weltweit könnten theoretisch jährlich insgesamt vier bis fünf Millionen Menschen weniger an tödlichen Tumoren erkranken, wenn sie Ernährungs- und Verhaltensempfehlungen beherzigten, wie sie die Hildegard-Heilkunde anbietet. Ganz abgesehen davon, dass man damit die Kosten im Gesundheitswesen um circa 80 Prozent reduzieren könnte – und dabei geht es um Milliardenbeträge, die der Allgemeinheit erspart bleiben könnten! Ebendies ist auch ein Teil des Problems, denn wer von jenen Summen profitiert, dessen vorrangiges Interesse wird sicher nicht darin liegen, seine Einkommensquelle versiegen zu lassen.
Neben einer bewussten Ernährung und der Beachtung eines sozial und psychologisch ausgewogenen Lebensstils tragen auch therapeutisch sinnvolle Maßnahmen wie der Hildegard-Aderlass dazu bei, dem Krebs vorzubeugen. Das folgende Beispiel zeigt, wie man durch den jährlichen Aderlass Rückfälle (Rezidive) verhindern kann.

Erfolgsbericht: Aderlass – Brustkrebs nach Gebärmutterentfernung ausgeheilt

Hildegard beschrieb bereits die Folgeerkrankungen, die auftreten können, wenn die Menstruation gewaltsam und zu früh zum Stillstand kommt. Dieser Patientenbericht ist ein typisches Beispiel dafür: eine Brustkrebserkrankung (Mammakarzinom) nach einer Gebärmutterentfernung (Hysterektomie) wegen eines Myoms (einer »gutartigen« Wucherung) mit 48 Jahren.

Mit 65 erlitt die Mutter von zwei Kindern dann einen Hörsturz, der wie üblich mit Infusionen und Tabletten behandelt wurde. Anschließend löste die Therapie erst Magenschmerzen und danach Diabetes aus, dem wiederum mit Antidiabetika zu Leibe gerückt wurde.

Ein Jahr später wurde in der linken Brust ein Tumor entdeckt und durch totale Brustamputation entfernt. Klassifikation T2G2N0Mo, also größer als 5 Zentimeter, aggressiv, kein Lymphknotenbefall, keine Metastasen. Die Patientin lehnte jede schulmedizinische Weiterbehandlung ab – keine Bestrahlung, keine Chemotherapie, keine Hormone – und befand sich dadurch in einem ständigen Clinch mit dem Chef- und dem Oberarzt des Kreiskrankenhauses. Stattdessen behandelte sie sich ausschließlich mit den Heilmitteln der Hildegard-Medizin: Dinkelkörnerkur gegen Diabetes, Wasserlinsenelixier, Veilchensalbe und regelmäßige jährliche Aderlässe.

Der Zuckerwert normalisierte sich schließlich, so dass zum großen Erstaunen des leitenden Arztes der Diabetesgruppe die Diabetika überflüssig wurden. In der Krebs-Selbsthilfegruppe starben die meisten ausschließlich schulmedizinisch behandelten Frauen. Zwölf Jahre nach der Operation befand sich die Patientin jedoch in einem guten Allgemeinzustand und freute sich, dass sie den Krebs mit Hilfe der Hildegard-Heilkunde wie durch ein Wunder besiegt hatte.

Apropos Diabetes: Obwohl die Patientin mit der Dinkelkörnerkur und dem regelmäßigen Aderlass ihre Zuckerkrankheit ohne Medikamente in den Griff bekommen hat, sie jahrelang in die Diabetes-Selbsthilfegruppe im Krankenhaus gegangen war und alle anderen Patienten große Probleme mit ihren Antidiabetika bekamen, hat sich der leitende Arzt niemals für die Erfolge der Hildegard-Heilkunde interessiert.[27]

Die Prävention von Krebs

Die Statistiken aus schulmedizinischer Sicht klingen nicht gerade ermutigend. Jeder fünfte Deutsche erkrankt heute irgendwann in seinem Leben an Krebs. Jährlich sind das 450 000 Bundesbürger! Jahr für Jahr werden es mehr, davon sterben jährlich 270 000 trotz radikaler schulmedizinischer Behandlung mit Operationen, Bestrahlung und Chemotherapie. Nach fünf Jahren leben nur noch 20 Prozent aller behandelten Krebspatienten – eine nicht gerade ermutigende Statistik.

Die heutigen Vorsorgeuntersuchungen erkennen den Krebs erst im ausgebildeten Endstadium, wenn zwei Drittel des malignen Geschehens und des Vorstadiums abgelaufen sind. Es wird daher empfohlen, ab dem 45. Lebensjahr jährlich eine Vorsorgeuntersuchung durchzuführen und folgende Richtlinien zu beherzigen:

- *Rauchen Sie nicht!* Unter den an Bronchialkrebs Erkrankten sind statistisch gesehen 95 Prozent Raucher.
- Trinken Sie, wenn überhaupt, *nur in Maßen Alkohol.*
- Vermeiden Sie *starke Sonnenbestrahlung.* Schützen Sie sich mit der Hildegard-Sonnenschutzcreme.
- Folgen Sie den *Gesundheits- und Sicherheitsvorschriften* am Arbeitsplatz.
- Essen Sie häufig frisches *Obst und Gemüse sowie Dinkel* mit hohem Fasergehalt.

- Vermeiden Sie *Übergewicht* mit dem Hildegard-Fasten.
- Gehen Sie zum Arzt, wenn Sie eine ungewöhnliche *Schwellung, Blutung* oder eine *Veränderung auf der Haut* bemerken. Schützen Sie sich mit Veilchencreme gegen Hautkrankheiten.
- Gehen Sie zum Arzt, wenn Sie *andauernde Beschwerden* haben.
- Gehen Sie einmal im Jahr zur *Krebsfrüherkennungsuntersuchung.*
- Für Frauen gilt außerdem: *Untersuchen Sie regelmäßig Ihre Brust* (keine Mammographie, sondern per Ultraschall).
- Schützen Sie sich vor Krebs in der Zeit der *Präkanzerose* (des Krebsvorstadiums oder der »Vichtkrankheit«, wie Hildegard sie nannte).

Kriegsschauplatz Darm

Hauptzielorgan aller Aggressionen sind der Darm und die Darmflora. Darmschäden entstehen durch Ernährungsfehler und psychosomatische Auslöser. Ganz besonders wird die Darmflora auch noch geschädigt durch chemische Arzneimittel wie Antibiotika, Schmerzmittel (meistens Säuren), Cortison, Chemotherapie, Viren, Pilze oder Bakterien sowie durch Impfinhaltsstoffe, aber auch Genussgifte wie Koffein, Alkohol oder Tabakrauch.
Autoaggressionskrankheiten können wie gesagt auch durch psychosomatischen Stress entstehen, ausgelöst durch Gallensäure und Schwarzgalle sowie Sauerstoff- oder Stickoxidradikale.
Durch die Auswertung von über 17 000 Stuhlanalysen konn-

ten wir hauptsächlich die Vernichtung der körpereigenen Mikroflora feststellen: Meistens fehlen die Verdauungsbakterien bis zur Nachweisgrenze von weniger als 10000 Keimen, normal sind Populationen in Millionenhöhe. In die Lücken, die die »guten Bakterien« hinterlassen, siedeln sich die krank machenden Übeltäter an: Candida- und Fäulniserreger, Sprosspilze oder Parasiten.

Häufig lassen sich bei massivem Stress auch noch Leukozyten nachweisen – ein Hinweis auf Darmentzündungen. Die normalen Verdauungsbakterien sind ein guter Schutz für die Darmschleimhaut, fehlen diese Bakterien, entzündet sich die Schleimhaut und wird durchlässig. Das nennt man »intestinale Permeabilität«. Millionen von Patienten leiden an dieser Krankheit, oft ohne es zu wissen, weil Schulmediziner darauf normalerweise nicht achten. Der Leukozytentest kann aber in jedem guten mikrobiologischen Institut durchgeführt werden, am besten bei Dr. Pohl, Mikrobiologe in Bad Saarow (die Adresse finden Sie im Anhang).

Die Darminhaltsstoffe wie zum Beispiel Bakterien, Pilze, Allergene, Toxine, Speisereste oder Stoffwechselendprodukte gelangen durch die entzündete Darmwand ins Blut und lösen hier eine Blutvergiftung aus, die aber sofort vom Abwehrsystem beantwortet wird. Dazu wird ein ganzes Arsenal von Abwehrstoffen entfesselt: Immunglobuline, Antikörper, Fresszellen, Killerzellen, Tumornekrosefaktoren, Entzündungsmediatoren wie Sauerstoff- und Stickoxidradikale, die sich auf die »Eindringlinge« stürzen, um sie zu vernichten. Mit dem Blut gelangen die Abwehrstoffe aber auch zu jeder einzelnen Körperzelle und können nun ihrerseits alle Körperzellen autoaggressiv angreifen.

Gibt es einen Ausweg aus der »Unheilbarkeit« der Autoaggression? Es ist naheliegend, dass die Ursachen beseitigt werden müssen, die die Attacke ausgelöst haben. Dazu gehören vor allem die Sanierung der Darmflora, eine optimale Ernährung und die Vermeidung seelisch auslösender Krankheitsursachen. Denn ist der Schaden beseitigt, gibt es auch keine Ursache für eine Autoaggression.

Nach intensiven Forschungsarbeiten und dem Studium von magen- und darmwirksamen Arzneimittelpflanzen habe ich in der Hildegard-Heilkunde ein Mittel entdeckt und weiterentwickelt, das in der Lage ist, pathogene Keime aus dem Darm zu entfernen und die natürliche Darmflora wiederherzustellen. Dieses Mittel ist ein Kombinationspräparat aus Bärwurz, Birnen und Honig (siehe »Rezepte« im Anhang). Nach der vier- bis sechswöchigen Behandlung mit dem Bärwurz-Birnen-Honig zeigte sich an über 17 000 Patienten, dass sich die zuvor zerstörte Darmflora in über 80 Prozent aller Fälle wieder normalisiert hatte.

Von Hildegard wird die Wirksamkeit als »besser und kostbarer als Gold« angegeben. Gleichzeitig werden die Schäden der Mikroflora mit probiotischen Bakterien zur Symbioselenkung durchgeführt.

Wie bereits gesagt, haben beide Bereiche, Ernährung und Lebensstil, einen direkten Einfluss auf den Zustand und die Funktion von Magen und Darm, ganz speziell auf die Beschaffenheit der menschlichen Darmflora, die auch für die Funktion des Abwehrsystems zuständig ist.

Dabei ist der Dinkel das beste Lebensmittel für Magen und Darm, weil durch den Abbau der komplexen Kohlenhydrate im Dinkel genau die Fettsäuren entstehen, die für ein gutes Darmmilieu und einen optimalen Säure-pH-Wert zum Wachstum der natürlichen Mikroorganismen sorgen.

Der Krebssprung und die Epigenetik

Die relativ neue Wissenschaft der Epigenetik, von der schon am Anfang dieses Buches die Rede war, beschreibt die Regeln, wie die Zellen mit ihrem Erbgut miteinander spielen und sich gegenseitig beeinflussen. Neu und übereinstimmend mit der Hildegard-Heilkunde sind die experimentellen Forschungsergebnisse, dass Lebensstil und Ernährung einen entscheidenden Einfluss auf das regulatorische Programm der Körperzellen und ihre Gene ausüben.

Die Gene gestatten der Epigenetik sozusagen, in das Geschehen einzugreifen, krankheitsauslösende Erbfaktoren abzuschalten oder gesundheitsfördernde zu aktivieren. Das ganze genetische Szenario ist ein harmonisches Zusammenspiel von Genen, Zellwänden mit ihren Rezeptoren und den äußeren Einflüssen der Ernährung und des Lebensstils. Die Informationen von Nahrung und Lebensführung erreichen den Körper und werden in Sekundenschnelle von einer Zelle auf die andere übertragen. So können sich zum Beispiel »psychosoziale Fehler« (etwa ein Wutanfall) oder Traumata sofort auf den ganzen Körper auswirken und das gesunde Gleichgewicht zerstören. Ebenso katastrophal sind die Einflüsse von chemischen Medikamenten, Chemotherapie oder synthetischen Hormonen wie in der Antibabypille, die das Programm der Gene zerstören und ein genetisches Chaos auslösen können. Darüber hinaus können auch noch Onkogene, zum Beispiel Viren, das Erbgut in den Zellkernen attackieren und Krebs auslösen: Es kommt zu Chromosomenbrüchen, Gene werden zerstört, und die Zellen beginnen ein unkontrolliertes Wachstum. Die Tumorzellen verändern das Genom, und alle anderen Zellen mutieren, alles wird durcheinandergebracht: Stoffwechsel, Sauerstoffversorgung und Vermehrung. Die Krebszellen wachsen in »Klumpen« und drücken auf das Gewebe. Metastasen brechen aus, ziehen über die Blutbahn und setzen sich an anderen Organen ab.

Die Entstehung und Behandlung von Krebs ist in Hildegards Buch *Causae et Curae (CC)* zunächst als »Vichtkrankheit« (Präkanzerose) sehr treffend beschrieben.

Eine wichtige Voraussetzung für die Entstehung des Krebses ist wie gesagt auch der Überschuss an Galle und Schwarzgalle, die durch Stress, Kummer, Sorge und Angst von der Leber ins Blut ausgeschüttet wird. Die Schwarzgalle verbindet sich mit den Eiweißtoxinen von fünf »Organen« und verursacht im ganzen Körper eine Art Blutvergiftung. Hildegard beschrieb den gesamten Krebsmechanismus, den die moderne Medizin bis heute nur annähernd enträtselt hat, in ihrer einfachen und anschaulichen Sprache. Dabei betonte sie immer wieder, dass sich der Krebs jahrelang vor Ausbruch auf fünferlei Weise (Quintessenz) ankündigt. Die Frühwarnsignale der Präkanzerose sind somit die folgenden:

1. *Herz:* Herzschmerzen, Herzschwäche, Herzbeschwerden ohne eigenen organischen Befund.
2. *Lunge:* ständige Erkältungsanfälligkeit, Sinusitis, Bronchitis.
3. *Leber:* Hepatitis, Leberzirrhose.
4. *Magen-Darm-Trakt:* Magen-Darm-Beschwerden, Blähungen, Aufstoßen, Schluckauf, Sodbrennen, Verstopfung oder Durchfall im Wechsel.
5. *Übriger Körper:* rheumatoide Schmerzen, hin und her ziehende Schmerzen im ganzen Körper, Zwicken im Bauch, Koliken, Hexenschuss und Ischialgie.

Verstärkt wird die »Vorkrebsphase« durch die ständige Angst vor Krebs sowie durch eine Vorbelastung der Patienten, die aus einer sogenannten »Krebsfamilie« kommen.
Sind alle fünf Frühwarnsignale vorhanden, befindet sich der Patient mit großer Wahrscheinlichkeit auf dem Weg in die Krebskrankheit. Werden die Frühwarnsignale ignoriert und bleiben unbehandelt, kann es nach dem »Krebssprung« vom Darm ins Blut zur fatalen Krebskrankheit kommen.
Die Präkanzerose wird von einer Art Krebsvirus ausgelöst. Hildegard beschreibt seine Reifung als Aufplatzen bis zum »Krebssprung« und seine Streuung durch den ganzen Körper. Der Prozess findet im Zellkern statt, in dem die Zellvermehrung gesteuert wird.
Die Giftstoffe liegen zunächst als verkapselte Herde (rheumatoide Herde) wie »schlafende Hunde« im Bindegewebe. Von Zeit zu Zeit gehen von ihnen bei ungünstiger Abwehrlage des Patienten starke Schmerzschübe aus und quälen ihn »mit großer Schärfe, als ob sie ihn beißen und anfressen wollten«. Es handelt sich bei diesen Streuherden nicht um Krankheitserreger, sondern um sogenannte »kristalline Viren«, die noch kein eigenes Leben haben. Diese tumorauslösenden Viren sind zum Wachstum und zur Vermehrung auf einen Wirt angewiesen. Erst bei der Magen-Darm-Passage durch Blutungen (Magen- und Darmbluten) werden sie virulent, und es findet der eigentliche »Krebssprung« statt. Dabei dringen die Krebsviren in die Zellen ein und lösen das Tumorgeschehen aus.
Gift- und Fäulnisstoffe (Eiweißtoxine) von den verschiedenen Organen werden als falsches Baumaterial in die Doppelhelix eingebaut. Hildegard beschrieb sogar, wie sich die Doppelhelix aufrollt und wieder zusammenzieht und ganz gefährliche Krebsviren aus den DNS-Kugeln im Zellkern

heraussprudeln. Sie bezeichnete sie als bösartige winzige Lebewesen (*pediculi* [»Tausendfüßler«]). Mit ihren Worten beschrieb sie also schon Zusammenhänge, die erst Hunderte von Jahren später entdeckt bzw. bewiesen werden sollten.
Zur Verhütung der Krebskrankheit sollte man auf die oben aufgelisteten fünf Zeichen achten und die Präkanzerose im Vorfeld mit dem Universalheilmittel »Wasserlinsenelixier Bio« behandeln, bevor sie in Krebs übergehen kann (Bezugsquellen siehe »Adressen« im Anhang). Dazu trinkt man täglich ein Likörglas (20 bis 40 Milliliter) davon vor dem Frühstück und vor dem Schlafengehen.

Erfolgsbericht: Vom Krebs geheilt

Das nächste Beispiel bietet einen besonders umfassenden Blick in die Kunst der Heilung nach Hildegard von Bingen: Bei dem Kaufmann Georg Jasper wurde im 61. Lebensjahr bösartiger Magenkrebs mit Lymphknoten- und Lebermetastasen festgestellt. Trotz radikaler Magenentfernung und Chemotherapie wurde der Patient als »unheilbar« klassifiziert mit einer mittleren Überlebenszeit von einem Jahr. Er litt nach der konventionellen Behandlung unter kolikartigen Schmerzen, Speiseröhrenbeschwerden, Erstickungsanfällen, nächtlichen Absonderungen von Galle mit vehementem Sodbrennen, migräneartigen Kopfschmerzen und Sehstörungen.
In dieser Situation begann er die Behandlung mit der Hildegard-Heilkunde: Wasserlinsenelixier, Galgant und vor allem Fencheltabletten, die sofort die Gallensäure beseitigten. Durch die Dinkelernährung, besonders durch das heilsame Habermus-Frühstück mit Fencheltee, Dinkelkaffee, Fenchel-

gemüse und Edelkastanien, kamen Ruhe und neue Lebenskräfte in den Darm und mit den Kräften die Lebensfreude. Der Hildegard-Aderlass beseitigte die Gifte nach Chemotherapie und Betäubungsmitteln sowie Gallensäure und Schwarzgalle. Die Aderlass-Prognose sah gut aus und ermutigte mich zu der Perspektive: »Es gibt keinen Grund zur Verzweiflung.«
Georg Jasper hat über seine Erfahrungen ein Buch geschrieben (siehe Literaturverzeichnis) und unzähligen anderen Patienten mit ähnlichen Leiden Mut gemacht. Heute, mehr als 20 Jahre nach der Operation, ist er vom Krebs geheilt. Sein Operateur hatte ihn zehn Jahre nach der Operation auf der Straße getroffen und bass erstaunt begrüßt: »Was, Herr Jasper, Sie leben ja immer noch, Sie sollten doch schon lange tot sein!« Er lud ihn zum Vortrag in sein Krankenhaus ein, um seinen Kollegen und den Krankenschwestern von diesem »Heilungswunder« zu berichten.

Kooperation von Hildegard-Heilkunde und Schulmedizin

Operable Tumoren müssen natürlich operiert werden, alles andere wäre verantwortungslos. Aber dies sollte immer unter Schafgarbenschutz geschehen – für eine gute Wundheilung und zur Verhütung von Infektionen, besonders den gefürchteten Krankenhausinfektionen. Viele Hildegard-Patienten und auch Ärzte waren erfreut über die guten Wundheilungserfolge durch den Schafgarbenschutz. Er wappnet die Patienten nicht nur gegen Infektionen, sondern ist auch hilfreich bei Wundheilungsstörungen, Strahlungsschäden, inneren Verletzungen und Blutungen.

Dazu besorgt man sich Schafgarbenpulver und nimmt täglich einen halben Teelöffel in eine Tasse Flüssigkeit verrührt, und zwar während drei Tagen vor und zehn Tagen nach der Operation bzw. während der Bestrahlung.

Spätestens zehn Tage nach der Operation kann die Wunde zur Verhütung von Rezidiven und zur »Entstörung« der Narbe mit Veilchensalbe behandelt werden. Diese Salbe hat sich sehr bewährt und wurde auf pflanzlicher Basis weiterentwickelt (»Virita Balm«) durch die Verstärkung mit Rose, Salbei und Pelargonien bzw. Geranium (Bezugsquellen siehe »Adressen« im Anhang).

Hildegard widmet der Entstehung und Behandlung von Brustkrebs ein eigenes Kapitel, wobei sie das Wort *tumore* für »Krebsgeschwulst« verwendet. Es wird wiederum genau beschrieben, wie die »Würmer« Brustkrebs auslösen, und so erkennen wir in diesem Zusammenhang auch die gleiche Ursache wie bei einer anderen Krebskrankheit. Zusätzlich kann ein Überfluss schlechter Säfte *(mali humores)* das Wachstum auslösen und zu Schwellungen in der Brust führen.

Für harmlose Bindegewebszysten von der Art einer Mastopathie (Vorkrebsform) empfiehlt Hildegard Veilchensalbe, die auch in vielen Fällen die Bindegewebsknoten zum Verschwinden gebracht hat. Trotzdem wird grundsätzlich empfohlen, die Tumoren aus dem gesunden Gewebe unter Schafgarbenschutz mit größter Schonung und unter Erhaltung der Brust herausoperieren zu lassen. Danach beginnt sofort die Tumorrezidivprophylaxe mit der Wasserlinsenkur und, nachdem der Wundverband entfernt wird, die Narbennachbehandlung mit Veilchencreme.

Veilchencreme besteht aus Veilchensaft, Olivenöl, Ziegenfett und Rosenöl. »Virita Balm«, die bereits erwähnte Variante der Veilchencreme, enthält Sheabutter statt Ziegenfett sowie zusätzlich Salbeiöl und Geraniumöl. Es hat sich alternativ zur Veilchencreme nicht nur in Deutschland, sondern auch in Frankreich als außerordentlich gut bei der Beseitigung von Brustknoten erwiesen.

Die Veilchencremebehandlung zusammen mit der Wasserlinsenkur hat sich auch in der gynäkologischen Praxis bei der Behandlung von Eierstockzysten bewährt, wobei sich die Zysten unter der Kontrolle von Ultraschall innerhalb von ein bis drei Monaten verkleinerten oder sogar ganz verschwanden.

Bei der Brustkrebsoperation werden Lymphknoten entnommen, um zu verhindern, dass der primäre Krebsherd streut. Dabei werden die Lymphbahnen getrennt und können im Arm stauen. Zur Beseitigung des Lymphstaus hat sich die Lymphdrainage mit Salbei-Cellulite-Creme bewährt.

Das Wasserlinsenelixier ist nach der Operation der beste Schutz vor Rezidiven und hat sich auch ausgezeichnet als Begleitmaßnahme während der Chemotherapie bewährt. Dadurch konnten deren verheerende Nebenwirkungen besser verkraftet werden: weniger Schmerzen, weniger Erbrechen, mehr Überlebenskraft und vor allem Überlebenswille.

Gleichzeitig war die konsequente Dinkelkost an den Therapieerfolgen beteiligt. In der Ernährung sollten besonders bei der Krebserkrankung keine »Küchengifte« (Erdbeeren, Pfirsiche, Pflaumen und Lauch), keine Rohkost und kein Schweinefleisch verwendet werden, ebenso keine Nachtschattengewächse (etwa Tomaten), kein Kaffee, schwarzer Tee, keine Colagetränke oder Schokolade.

Mehrere Patienten haben sich öffentlich über ihre Erfolge mit der Hildegard-Heilkunde zu Wort gemeldet, zum Beispiel der bereits genannte Georg Jasper mit seinem Buch und Elsa Luthardt als »Darmkrebsüberlebende« in der »Fliege«-Sendung (ARD) am 22. September 2004: »Der Dinkel gab mir nach der Operation wieder die Kraft und mit der Kraft die Lebensfreude.«

Fazit: Hildegards Methoden helfen, den Krebs zu besiegen

Kommen wir noch mal zurück zur Epigenetik. Der Hildegard-Text über die Entstehung von Krebs und die modernen Forschungsergebnisse der Epigenetik haben eine erstaunliche Übereinstimmung. Danach ist Krebs nicht generell vererbbar, allerdings kann die Disposition, Krebs zu bilden, familiär bedingt sein. Mitentscheidend sind auch hier wieder die Signale aus Ernährungsverhalten und Lebensstil. Wer ständig Junkfood isst, sich mit Stress, Wut, Hass und Zorn belastet und sein Leben als »Couchpotatoe« fristet – also ohne viel Bewegung hauptsächlich vor dem Fernseher verbringt –, braucht sich nicht zu wundern, wenn er mit diesen Risikofaktoren seine Gene für Krebs programmiert. Kommt jetzt noch ein auslösender Schock dazu – Beziehungskrise, Todesfall, Abortus, Unfall oder Konkurs und dergleichen –, kann schnell der Krebssprung in die Krebskrankheit erfolgen. Damit soll aber keineswegs gesagt sein, dass grundsätzlich jeder »schuld« an seiner Krebserkrankung wäre.

Die meisten Krebsarten werden von Viren ausgelöst, die bisher im Körper »geschlafen« haben. Durch den Schock aufgewacht, dringen sie über die Rezeptoren der Zellwand in den Zellkern ein und verändern die normale Regulation. Es bilden sich die ersten Krebszellen mit einem unkontrollierten Wachstum. Der Organismus ist aber durch eine natürliche epigenetische Regulation in der Lage, die Krebszelle zum

»Selbstmord« zu bewegen. Die Apoptose[28] ist eine Form des programmierten Zelltods. Es ist ein »Suizidprogramm« einzelner biologischer Zellen. Dieses kann von außen durch Immunzellen angeregt werden. Jener »Freitod« wird von der betreffenden Zelle selbst aktiv vollzogen, er ist ein Teil ihres Stoffwechsels. Dadurch unterliegt diese Form des Zelltods einer strengen Kontrolle, und es wird gewährleistet, dass die betreffende Zelle ohne Schädigung des Nachbargewebes zugrunde geht. Eine Gruppe von Enzymen »frisst« die zerfallenen Zellen auf, ohne dass die Zelltrümmer eine Entzündung auslösen könnten.

Diese körpereigene Beseitigung von Krebszellen ist die natürlichste Form der Krebsverhütung und funktioniert in der Regel hervorragend. Sie wird durch eine gute Ernährung und einen liebevollen Lebensstil unterstützt, wie sie von Hildegard empfohlen werden. Sobald dieser Abwehrprozess mit dem Giftcocktail der Chemotherapie zerstört wird, ist eine natürliche Krebsabwehr nicht mehr möglich und nimmt einen chaotischen Verlauf.

Nach einer Darmsanierung und der Regulation der Abwehrkräfte durch die Wasserlinsenkur müssen nun noch die »schlechten Säfte« sowie die freien Radikale (von Sauerstoff und Stickoxid) im Blut entfernt sowie die Galle und Schwarzgalle beseitigt werden, um Krebs zu verhüten. Diese Aufgabe wird durch den Hildegard-Aderlass gelöst. Man kann an der schwarzen Farbe des entfernten Aderlass-Blutes regelrecht erkennen, wie das Blut von diesem schwarzen »Ursachenstoff« gereinigt wird. Die Krebsrate und die Anzahl der Todesfälle durch Krebs würden sich noch wesentlich mehr senken lassen, wenn zweimal jährlich ein Aderlass unter den Bedingungen der Hildegard-Heilkunde durchgeführt würde.

Erfolgsberichte: Der Aderlass im Einsatz bei verschiedenen Krebsarten

Beispiel 1: Ein heute 39 Jahre alter Patient bemerkte mit 32 Jahren eine Zyste am Nebenhoden mit ziehenden Schmerzen, die sich zu einem *Nebenhodenkrebs* entwickelte. Ein Jahr später wurde der linke Hoden entfernt und eine Chemotherapie durchgeführt. Anschließend erfolgte die Tumorrezidivprophylaxe mit einem Aderlass einmal jährlich, einer Umstellung auf Dinkelernährung, einer jährlichen Kur mit Wasserlinsenelixier, einer Darmsanierung mit Bärwurz-Birnen-Honig und die Verwendung von Veilchencreme zur Verhütung von Metastasen. Es wurden regelmäßige medizinische Nachkontrollen durchgeführt, die bestätigten, dass der Krebs jetzt vollständig ausgeheilt ist.

Beispiel 2: Ein heute 47 Jahre alter Patient wurde 1994 mit 30 Jahren wegen *Hodenkrebs* operiert. Es handelte sich um einen bösartigen Mischtumor am linken Hoden mit Metastasen in der linken und rechten Leiste, die mit Chemotherapie weiterbehandelt wurden. Danach erfolgte einmal jährlich ein Hildegard-Aderlass und eine Kur mit Wasserlinsenelixier zur Tumorrezidivprophylaxe. Die Aderlass-Analyse signalisierte eine gute Prognose. Seit der Zeit ist der Tumor ausgeheilt, die Metastasen sind vollständig verschwunden, und eine zweite Operation war dank der Hildegard-Behandlung nicht mehr erforderlich.

Beispiel 3: Einer heute 64-jährigen Patientin wurde mit 28 Jahren die Gebärmutter entfernt. Obwohl sie seit dieser Zeit keine monatliche Reinigung mehr hatte, wurde schulmedizinisch auch kein Aderlass durchgeführt. Infolgedessen entwickelte sich mit 58 Jahren auch noch ein bösartiger *Brustkrebs,* der nach der Biopsie operativ entfernt wurde.

Auf Wunsch der Patientin wurde keine Bestrahlung und Chemotherapie durchgeführt, was die Ärzte als Leichtsinn verurteilten. Anschließend erfolgten im Sinne der Hildegard-Heilkunde eine jährliche Aderlass-Therapie zur Tumorrezidivprophylaxe mit der Wasserlinsenkur und die Umstellung auf Dinkelernährung. Sechs Jahre nach der Operation war der Tumor den schulmedizinischen Kontrollen zufolge ausgeheilt.

Beispiel 4: Ein Mann erlitt im Jahr 1990 mit 22 Jahren bei der Bundeswehr ein Knalltrauma mit anschließendem Tinnitus, Menièreschem Drehschwindel und Gesichtslähmung. Sechzehn Jahre später wurde hinter dem Innenohr am Gehörnerv ein drei Millimeter großer Tumor durch Magnetresonanztomogramme (MRT) festgestellt *(Akustikusneurinom* oder *Kleinhirnbrückenwinkeltumor)*. Die empfohlene Operation lehnte der Patient wegen der zu erwartenden schweren Folgekrankheiten ab. Anschließend erfolgte ein jährlicher Aderlass mit der üblichen Tumorrezidivprophylaxe: Kur mit Wasserlinsenelixier, eine Darmsanierung mit Bärwurz-Birnen-Honig und die Umstellung auf Dinkelkost. Durch den Aderlass verschwanden der Kopfdruck, das Rauschen im Ohr und der Schwindel. Auch die Blutwerte normalisierten sich. Die Tumorgröße hat sich laut MRT seitdem nicht mehr erhöht.

Beispiel 5: Bei einer Patientin wurde 1995 im Alter von 57 Jahren wegen eines gutartigen Myoms eine Totaloperation durchgeführt. Ein Jahr später trat am Rücken ein *Melanom* auf, das unter Schafgarbenschutz erfolgreich operiert wurde. Seitdem wurde die Ernährung auf Hildegard-Kost umgestellt, eine Darmsanierung mit Bärwurz-Birnen-Honig erfolgreich durchgeführt und eine Tumorrezidivprophylaxe mit dem Wasserlinsenelixier vorgenommen. Auch nach dem letzten Aderlass zehn Jahre später war der Tumor nicht wieder aufgetreten. Die fünf Zentimeter große Hautnarbe auf dem Rücken wurde mit Veilchencreme und Orangenblütenöl behandelt, wodurch eine bessere Durchblutung erfolgte.

Beispiel 6: Eine 55-jährige Patientin wurde wegen eines *Basalioms (Basalzellenkrebs)* vom Hautarzt ambulant an der Nase operiert. Leider, so schrieb der Hautarzt, wurde nach histopathologischer Untersuchung festgestellt, dass das Basaliom der Tiefe nach nicht zur Gänze entfernt worden war. Eine zweite Exzision sollte nach der vollständigen Wundheilung vorgenommen werden. Durch die anschließende Tumorrezidivprophylaxe mit der Wasserlinsenelixierkur, die Darmsanierung mit Bärwurz-Birnen-Honig, eine Umstellung auf Dinkelernährung und einen jährlichen Hildegard-Aderlass sowie die Narbenbehandlung mit Veilchencreme heilte der Tumor aus, und eine zweite Operation war nicht mehr erforderlich.

Beispiel 7: Ein 15-jähriger Patient wurde wegen eines *Tumors an der linken Kniekehle* operiert. Es erfolgte schulmedizinisch keine Tumorrezidivprophylaxe. Fünf Jahre später trat ein Rezidiv auf, eine Operation war »unumgänglich«. Der jetzt 30-jährige Patient entschloss sich aber zunächst für eine Hildegard-Therapie mit jährlichen Aderlässen, einer Umstellung auf Hildegard-Kost und einer jährlichen Kur mit Wasserlinsenelixier. Der Tumor war nach zwei Jahren ohne Operation vollständig verschwunden und ist meines Wissens seitdem nicht mehr aufgetreten.

Der Aderlass öffnet die körpereigene Hormonapotheke

Der Hildegard-Aderlass entgiftet den Körper, öffnet die »innere Apotheke« – indem er die Hormonproduktion anregt – und verursacht einen Reiz bis ins rote Knochenmark. Hier wird nun die Bildung von sogenannten pluripotenten Stammzellen angeregt, die zu jedem Zelltyp des Organismus differenzieren können: neue Blut-, Immun-, Keim- sowie alle im Wachstum befindlichen Zellen.

Der Nadelstich aktiviert außerdem in der Hypophyse das Hormon ACTH (adrenocorticotropes Hormon), das direkt an der Nebenniere wirkt und sie zur Freigabe der Stresshormone Adrenalin und Noradrenalin veranlasst. Sie erhöhen den Energiebedarf in der Stressphase und helfen dem Körper, außergewöhnliche Leistungen in dieser Situation zu vollbringen. Unter ihrem Einfluss wird das autonome Nervensystem aktiviert, das 90 Prozent sämtlicher Körperfunktionen anregen kann: den Herzschlag, die Atmung, den Blutdruck, den Stoffwechsel, die Magen- und Darmfunktion, sogar die Fortpflanzungsorgane, die Freisetzung von Glukose und die Durchblutung der Muskeln.

In der Nebennierenrinde werden drei weitere wichtige Hormone freigesetzt: Mineralcorticoide, Glucocorticoide und Sexualhormone. Das wichtigste Hormon der Mineralcorticoide ist Aldosteron, das den Blutdruck reguliert. Zu den Glucocorticoiden gehören Cortisol und Cortison. Sie wirken auf

den Kohlenhydrat-, den Fett- und Eiweißstoffwechsel. Sie bauen in den Muskeln Eiweiße ab, fördern die Glukoseabgabe in der Leber, erhöhen dadurch den Blutzucker und verursachen den Abbau von Fetten im Fettgewebe, um den Gehalt an Fettsäuren im Blut zu erhöhen. Vor allem aber sind sie Reparaturhormone, die im Körper Entzündungen und Verletzungen heilen.
Auch das Hormon Cortisol hilft dem Organismus, mit Stress fertig zu werden: Zusammen mit Insulin reguliert es den Blutzuckerspiegel. Dadurch wird dem Organismus in Stresszeiten mehr Energie zur Verfügung gestellt. Cortisol repariert Entzündungen und Wunden. Es hält die Autoaggressionskrankheiten in Schach. Es verengt die Blutgefäße und verursacht durch einen vorübergehend hohen Blutdruck eine bessere Durchblutung in der Stressphase, was den Körper zu den erforderlichen Höchstleistungen befähigt.
Der Aderlass aktiviert also sozusagen sämtliche Hormone der Nebenniere und beseitigt Hormonregulationsstörungen und alle damit verbundenen Folgen: Menstruationsstörungen, die Probleme des prämenstruellen Syndroms (PMS) und Beschwerden im Klimakterium. Erfreulicherweise hat der Aderlass auch schon bei einem bis dahin unerfüllten Kinderwunsch geholfen.
Bei folgenden Problemen könnte der Hildegard-Aderlass eine Bereicherung in der Frauenheilkunde sein und viel Leid und Kosten ersparen:

- sämtliche Hormonregulationsstörungen,
- klimakterische Beschwerden,
- Depressionen und Stimmungsschwankungen,
- Verhütung von Brustkrebs, Arteriosklerose und Hautausschlägen nach Hysterektomie bzw. »Totaloperation«.

Der Aderlass bei Menstruationsstörungen

Die Menstruationsstörungen werden nach ihrer Blutungshäufigkeit bzw. Blutungsstärke oder Blutungsdauer unterschieden:

- zu selten auftretende Blutung,
- zu häufig auftretende Blutung,
- Zusatzblutung zur normalen Blutung,
- ausbleibende Blutung,
- zu schwache Blutung,
- zu starke Blutung,
- Dauerblutung (verlängerte Blutung) oder
- schmerzende Blutung.

Beim PMS kann es zu verschiedenen körperlichen und psychischen Beschwerden kommen, die vor dem Eintritt der Regelblutung auftreten. Bereits durch einen Hildegard-Aderlass wird die natürliche Hormonregulation aktiviert, und die oben beschriebenen Beschwerden verschwinden auf natürliche Weise. Erfahrungsgemäß findet nach dem Aderlass bereits wieder nach ein bis zwei Monaten eine normale Menstruation statt.

Erfolgsbericht: Aderlass hilft bei ausbleibender Monatsblutung

Eine 35-jährige Patientin hatte vor Jahren eine Borrelioseinfektion überstanden und litt stressbedingt an einem Reizdarmsyndrom, Rückenschmerzen mit Ischialgie, einer Allergie auf verschiedene Sonnencremes, Kreislaufschwäche,

Gastritis, Gallenbeschwerden und einer seit sieben Jahren ausbleibenden Monatsblutung, ausgelöst durch eine Dreimonatsspritze (ein hormonelles Verhütungsmittel). Vier Monate nach einem Hildegard-Aderlass, einer Hirschzungenelixierkur und einer erfolgreichen Darmsanierung mit Bärwurz-Birnen-Honig berichtete die Patientin freudestrahlend, dass gleich nach dem Aderlass die natürliche Menstruation wieder eingesetzt hat und alle anderen Beschwerden verschwunden sind.

Der Aderlass hilft nach einer »Totaloperation«

Hildegard erkannte bereits zu ihrer Zeit, dass Frauen nach einem vorzeitigen Verlust der Gebärmutter in allergrößte gesundheitliche Schwierigkeiten geraten können. Heute kann man statistisch nachweisen, dass 50 Prozent aller Frauen nach der Organentnahme alle möglichen Krankheiten bekommen können:

- Brustkrebs,
- koronare Herzkrankheiten,
- Osteoporose,
- Burn-out-Syndrom,
- Durchblutungsstörungen,
- Bewusstseinsstörungen,
- Leberzirrhose,
- vaginale Veränderungen,
- Blasenvorfall,
- Krampfadern,
- Abszesse und chronische Ekzeme,
- Migräne,
- Depressionen,

- Gicht und Rheuma sowie
- Arthritis, Polyarthritis und dergleichen mehr.

Hildegards Warnung gewinnt heute mehr denn je an Bedeutung, nachdem so viele Frauen unter dem Motto operiert werden: »Die Gebärmutter brauchen Sie nur zum Kinderkriegen und zum Krebs.« Viele Patientinnen bestätigen Hildegards Erkenntnisse. Immer wieder hört man von den Betroffenen Sätze wie: »Seit ich operiert wurde, bin ich ständig krank!«

Aderlass statt künstlicher Hormonersatztherapie (HET)

Die künstlich-synthetische Hormonersatztherapie sollte Wechseljahrsbeschwerden verhindern und außerdem vor Brust- oder Gebärmutterkrebs, Bluthochdruck, Schlaganfall, Thrombosen oder Herzinfarkt schützen. Die HET wurde sogar als bestes Anti-Aging-Wunder hoch gepriesen. Ein Irrtum, denn mehrere Studien haben mittlerweile ergeben, dass die HET nicht wie angenommen vor Krebs, Herzinfarkt oder Schlaganfall schützt, sondern dass unter ihrer langfristigen Anwendung das Risiko der obengenannten Krankheiten im Gegenteil sogar noch ansteigt! Eine Studie der US-amerikanischen Women's Health Initiative aus dem Jahr 2002 beweist, dass bei einer Langzeitanwendung von Hormonen das Risiko für Brustkrebs um 26 Prozent steigt. Seitdem ist die Hormonersatztherapie als Standardbehandlung in den Wechseljahren noch erheblich heftiger umstritten als zuvor und in den USA nur noch unter strengster Indikationsstellung bei Osteoporose zugelassen.[29]

Im Vergleich dazu kann der Hildegard-Aderlass die Wechseljahrsbeschwerden und Hormonregulationsstörungen rasch und nebenwirkungsfrei, kostengünstig und auf natürliche Weise beseitigen. So gehört der Hildegard-Aderlass zum Beispiel bei dem Frauenarzt Prof. Dr. med. Claus Schulte-Uebbing in München zur Standardtherapie.
Von ihm erfahren wir: »Wir haben in unserem umweltmedizinischen Therapiezentrum und in unserer gynäkologischen Praxis in mehr als 20 Jahren immer moderne Schulmedizin mit traditionellen Verfahren kombiniert. Das Effektivste unter den traditionellen Verfahren ist nach unseren Erfahrungen die Hildegard-Medizin: Hier wird der Mensch als Geschöpf Gottes gesehen, einzigartig und absolut individuell, mit Seele, Körper und Geist. Hildegard-Medizin ist keine alte Medizin, sondern zeitlos modern. Und der Aderlass nach Hildegard ist ein sehr effektives Verfahren. Wir können immer wieder die Erfahrung machen, dass der regelmäßige Aderlass nach den Anweisungen und Richtlinien der heiligen Hildegard erstaunliche Erfolge bringt. Er trägt zu einer verbesserten Autoregulation bei, insbesondere bei chronischen Herz-Kreislauf-Krankheiten, aber auch bei diversen metabolischen Dysfunktionen, bei Störungen des Hormon- und Immunsystems.
Vereinfacht kann man sagen, der regelmäßige hildegardische Aderlass kann zur Wiedererlangung der ›Metabolic Balance‹ beitragen. Nach unseren Erfahrungen besonders gut zur Regulation von Zucker-, Fett- und Eiweißstoffwechsel, zur Unterstützung der Entgiftung und Ausleitung. Wir setzen den Aderlass auch ein als komplementäres Verfahren bei Hormonstörungen.
Viele Frauenleiden bessern sich durch den regelmäßigen Aderlass als komplementäres Verfahren: Wir beobachten gute

Erfolge, unter anderem bei diversen Zyklusstörungen, Kinderwunsch, auch schlechter Spermienqualität, Dysmenorrhoe (schmerzhafte Periode), Uterus-Myomatosus (Myomen der Gebärmutter), Endometriose, Verwachsungsschmerzen, klimakterischen Beschwerden und vorbeugend sowie komplementär in der Krebsprophylaxe und Krebstherapie.«[30]

Alternative Hormontherapie und Phytoöstrogene

Durch die nachlassende Hormonproduktion während und nach der Menopause kann, aber muss die Lebensqualität nicht durch lästige Beschwerden beeinträchtigt werden wie Reizbarkeit, Hitzewallungen, Schweißausbrüche, Depressionen, Herzrhythmusstörungen, Herzjagen, Kopfschmerzen, Migräne, Schlafstörungen und körperliche Erschöpfung, Burn-out-Syndrom und Stimmungsschwankungen.
Obwohl langfristig durch den Hormonmangel schwere Schäden entstehen, können diese durch den Hildegard-Aderlass und die entsprechenden Hildegard-Heilmittel verhütet werden. Dazu gehören:

- Parkinson, Demenz oder Alzheimer-Krankheit,
- Arteriosklerose, Herz- oder Hirninfarkt,
- Osteoporose und Arthrose,
- Leberschwäche,
- chronische Blasenentzündung, Bindegewebsschwäche oder Inkontinenz.

Der Hildegard-Aderlass ist aufgrund seiner hormonregulierenden Eigenschaften eine sehr große Hilfe dabei, diese Beschwerden zu lindern oder auch völlig zu beseitigen.

Viele Frauen begreifen diese Zeit des Übergangs zum Herbst des Lebens auch als Chance, endlich das tun zu können, wovon sie schon das ganze Leben lang immer geträumt haben: Malen, Klavierspielen, Tanzen, Wandern, Gärtnern, Schwimmen oder Fahrradfahren und vieles andere mehr. Durch diesen Stressabbau ist in Hinblick auf den Hormonspiegel schon viel gewonnen.

In der Natur finden sich darüber hinaus viele Phytohormone, die eine Hormonerfrischung bewirken, ohne dass frau die unerwünschten Nebenwirkungen einer Hormonersatztherapie in Kauf nehmen müsste.

Seit mehr als 40 Jahren werden zum Beispiel Extrakte der Traubensilberkerze (Cimicifuga racemosa) in der naturheilkundlichen Behandlung klimakterischer Beschwerden eingesetzt. Die guten Erfolge haben sich mittlerweile durch wissenschaftliche Studien bestätigt. So führt eine Therapie mit Cimicifuga bereits nach wenigen Wochen bei mehr als 80 Prozent der Frauen zu einer deutlichen Verminderung der Symptome.

Eine alternative Hormontherapie ist auch mit Fenchel möglich. Man nimmt an, dass Fenchel einen östrogenartigen Effekt auf das östrogenempfindliche Gewebe ausübt. Daher lag aber auch die Befürchtung nahe, dass dadurch – ebenso wie bei Östrogenen – das Risiko für Brust- und Gebärmutterkrebs ansteigen könnte. Diese Befürchtung hat sich glücklicherweise nicht bestätigt. In Tumorzellversuchen konnte sogar eine Hemmung der Gewebewucherung jener Zellen beobachtet werden.

Phytoöstrogene sind hormonähnliche Pflanzenstoffe, die sowohl östrogene als auch antiöstrogene Wirkungen aufweisen und daher zutreffender als »Phyto-SERM« (»Selektive Östrogen-Rezeptor-Modulatoren«) bezeichnet werden. Die uns am besten bekannten SERM sind zum Beispiel Sojabohne, Bohnen, Kichererbsen, Weizen- und Dinkelvollkornprodukte und viele Beeren, Flohsamen, Obst- und Gemüsesorten.

Mit einer überwiegend pflanzlichen Kost kann eine ähnlich hohe Phytoöstrogenkonzentration in Urin und Plasma erreicht werden, wie sie bei Japanerinnen zu beobachten ist, wenn sie sich traditionell ernähren. Studien belegen zudem, dass Menschen, die reichlich Getreide und Ballaststoffe aus Obst und Gemüse essen, mehr Phytoöstrogene ausscheiden. Ergänzen Sie Ihren Speiseplan öfter durch Bohnen, Kichererbsen, Knoblauch, Spargel, Weizen-, Hafer- und Dinkelvollkornprodukte und viele Beeren sowie Flohsamen.

Durch ihre leicht östrogenen sowie antiöstrogenen Eigenschaften können Phytoöstrogene auf vielfache Weise in die komplexen Mechanismen der Entstehung von Krebs eingreifen. Experten vermuten, dass der Einfluss der Pflanzenstoffe vor allem bei der Tumorausbreitung eine Rolle spielt. Dabei unterdrücken die Phytoöstrogene die Wirkung natürlicher Östrogene, die das Wachstum von geschädigtem Erbgut fördern und so zur Entstehung bestimmter Krebsarten beitragen.

Studien an Menschen, Tierversuche und laboranalytische Modellstudien deuten darauf hin, dass Phytoöstrogene bei Beschwerden und Krankheiten positiv wirken, die mit Östrogenen in Zusammenhang stehen. Dazu gehören: Herz-Kreislauf-Erkrankungen, Osteoporose, Krebserkrankungen von Brust, Gebärmutter und Prostata sowie Hitzewallungen in den Wechseljahren. Daraus ergeben sich für den Hildegard-Aderlass in Kombination mit den Phytoöstrogenen folgende Einsatzgebiete:

- Vorbeugung und Abschwächung von Hitzewallungen,
- Vorbeugung von Osteoporose,
- Vorbeugung von Arteriosklerose und damit Vorbeugung gegen Herzinfarkt und Schlaganfall,
- Senkung des Brustkrebsrisikos,
- Senkung des Krebsrisikos insgesamt durch das Abfangen freier Radikale.

Es mutet seltsam an, wenn die Wissenschaft behauptet, dass diese Phytoöstrogene sowohl östrogenartig als auch antiöstrogenartig wirken. Wie ist dieser scheinbare Widerspruch zu erklären? Wenn gleichzeitig hohe Spiegel von Phytoöstrogenen und körpereigenen Östrogenen vorhanden sind, konkurrieren beide um die Östrogenrezeptoren, also die Bindungsstellen dieser Hormone im Gewebe. Viele dieser Rezeptoren werden dann von den nur schwach wirksamen Phytoöstrogenen besetzt, so dass die stärkeren Östrogene nicht zum Zuge kommen. Es resultiert also eine relative antiöstrogenartige Wirkung der Phytoöstrogene. Wenn dagegen die körpereigene Östrogenproduktion nachlässt, können nur noch die Phytoöstrogene an die Rezeptoren andocken und dort eine schwache Östrogenwirkung entfalten, die nicht vorhanden wäre, wenn keine Phytoöstrogene mit der Nahrung aufgenommen würden. Mit dem Rückgang der körpereigenen Östrogenproduktion wirken Phytoöstrogene also proöstrogen. Dies erklärt die deutlich weniger auftretenden Wechseljahrsbeschwerden bei Japanerinnen.
Phytoöstrogene helfen beim Schutz gegen kardiovaskuläre Krankheiten durch Senkung der Blutfettspiegel. Eine Studie zeigte, dass bei einer täglichen Aufnahme von 40 bis 50 Milligramm Soja-Isoflavonen das Gesamtcholesterin signifikant um durchschnittlich 24 Prozent sinkt. Die Cholesterinsen-

kung bezog sich selektiv auf das gefäßschädigende LDL-Cholesterin. Die »gute« HDL-Cholesterinfraktion blieb erhalten bzw. stieg leicht an.
Östrogenmangel führt zu einem gesteigerten Knochenstoffwechsel durch erhöhten Knochenabbau und damit zur Osteoporose mit einer erhöhten Frakturgefahr in der Zeit nach der Menopause. Kalbsfußknochenbrühe wird deswegen erfolgreich zur Osteoporoseprophylaxe eingesetzt. Bei einigen Patienten war eine Zunahme der Knochendichte nachgewiesen worden, wenn sie mindestens drei Monate lang Kalbsfußknochenbrühe zu sich genommen hatten. In einer Dosierung von zwei- bis dreimal pro Woche verhindert sie den Knochenabbau im Skelettsystem und in den Gelenken (Arthroseprophylaxe).
Freie Radikale verursachen Autoaggressions- und degenerative sowie altersassoziierte Erkrankungen. Durch den Angriff auf die Gene im Zellkern kommt ihnen auch noch ein krebsauslösender Effekt zu. Phytoöstrogene zeigen ausgeprägte antioxidative Eigenschaften und schützen vor diesen Erkrankungen.
Der Hildegard-Aderlass und Phytoöstrogene helfen auch bei Prostatabeschwerden. Die 5-alpha-Reduktase, ein prostataspezifisches Enzym, ist für die enzymatische Umwandlung von Testosteron in das prostatakrebsauslösende Dihydrotestosteron (DHT) verantwortlich. DHT spielt bei der Ausbreitung des Prostatakarzinoms eine Schlüsselrolle. Der hohe Anteil von Phytoöstrogenen in der traditionellen asiatischen Ernährung und damit die deutlich geringere prostataspezifische Enzymaktivität bei asiatischen im Vergleich zu westlichen Männern, vor allem Amerikanern, ist der Grund für die niedrige Prostatakrebsrate bei Männern aus dem Fernen Osten.

Der Aderlass hilft beim Kinderwunsch

Wenn durch Einnahme der Antibabypille oder infolge von Leistungssport die Menstruation ausbleibt oder Hormonregulationsstörungen auftreten, führt der Aderlass wieder zu einer natürlichen Menstruation. Ich war allerdings sehr überrascht und erfreut zu entdecken, dass der Aderlass darüber hinaus auch dazu beiträgt, den Kinderwunsch zu erfüllen.
Hierfür wird nach dem Aderlass bei beiden Partnern anschließend noch eine Kur mit Hirschzungenelixier durchgeführt. Bei Männern mit Zeugungsproblemen – zu wenig oder zu »langsame« Spermien – hilft zusätzlich noch eine Suppe aus Hauswurz und Ziegenmilch.
Mit Hilfe dieser natürlichen Maßnahmen sind nicht nur mein eigenes Enkelkind, sondern auch fünf weitere Kinder auf die Welt gekommen. Daher konnte Hildegard zu Recht ebenjene Worte schreiben – dass der richtig ausgeführte Aderlass wie ein warmer Regen auf den Körper wirke und ihn zur Fruchtbarkeit stimuliere.

Der Aderlass hilft bei Myombeschwerden

Myome sind die häufigsten gutartigen Tumoren in der Muskulatur der Gebärmutter und können sich zwischen dem 35. und 50. Lebensjahr bei allen Frauen bilden – fast jede vierte bis sechste Frau im gebärfähigen Alter ist davon betroffen. Myome sind harmlos, können aber die Lebensqualität erheblich einschränken und Komplikationen auslösen: am häufigsten Blutungsstörungen wie eine starke, lang anhaltende Monatsblutung oder Zwischenblutungen mit einer Farbe wie die von Wasser, das aus Fleisch austritt.

Erfolgsberichte mit dem Hildegard-Aderlass bei Frauenkrankheiten und Wechseljahrsbeschwerden

Beispiel 1: Bei einer 41-jährigen Frau hatte sich ein taubeneigroßes *Myom* entwickelt, das sich durch Myomblutungen bemerkbar machte. Nach einem Hildegard-Aderlass und einer anschließenden Kur mit Wasserlinsenelixier sowie Massagen des Unterleibs mit Veilchencreme war es bei der gynäkologischen Untersuchung nicht mehr zu finden.
Beispiel 2: Eine 47-jährige Patientin hatte einen faustgroßen *Tumor im Dickdarm,* so dass es zum Darmverschluss mit Übelkeit, Erbrechen und Krämpfen kam. Der Dickdarm mit dem Tumor wurde unter Schafgarbenschutz total entfernt, ohne dass der Tumor gestreut hätte. Anschließend setzte die Periode aus, und es kam zu starken *klimakterischen Beschwerden.* Durch die Tumorrezidivprophylaxe mit Wasserlinsenelixier und Dinkelkost sowie einen jährlichen Aderlass konnten die Beschwerden unter Kontrolle gebracht werden. Die Patientin ist seit 13 Jahren geheilt und frei von Tumoren.
Beispiel 3: Die heute 63-jährige Patientin litt seit ihrem 53. Lebensjahr an starken klimakterischen Beschwerden mit Hitzewallungen, Schweißausbrüchen und Angstzuständen. Bereits nach dem ersten Aderlass verbesserten sich die Beschwerden und verschwanden durch die jährliche Aderlass-Therapie. Der Blutdruck konnte durch den Aderlass von 160/100 auf 120/80 mmHg gesenkt werden. Weitere blutdrucksenkende Arzneimittel waren nicht mehr erforderlich.
Beispiel 4: Bei einer Patientin wurde bereits mit 30 Jahren eine Unterleibsoperation mit der *Entfernung der Gebärmutter und des rechten Eierstocks* durchgeführt. Sie litt seitdem an starken *klimakterischen Beschwerden.* Mit 64 Jahren ge-

riet sie in eine Präkanzerose mit Gastritis, Ischialgie, Nierenschwäche, Darmpilzinfektion, Durchblutungsstörungen, Bluthochdruck und Schilddrüsenfunktionsstörungen. Durch den jährlichen Aderlass sowie Wasserlinsenelixier, Dinkelkost und Darmsanierung durch Bärwurz-Birnen-Honig konnten die Beschwerden unter Kontrolle gebracht werden. In den letzten zehn Jahren hat sich der Blutdruck normalisiert von vorher 180/100 auf 140/80 mmHg, so dass keine Blutdrucksenker mehr erforderlich sind.

Beispiel 5: Eine 54-jährige Patientin litt an starker Atemnot, Herzrasen und Herzstechen, Magenschmerzen, Schweißausbrüchen, Ischialgie und Krampfadern im *Klimakterium.* Nach Umstellung auf Dinkelkost, Darmsanierung mit Bärwurz-Birnen-Honig, Wasserlinsenelixier und die jährliche Aderlass-Therapie konnten die Beschwerden unter Kontrolle gehalten werden.

Beispiel 6: Eine 28-jährige Patientin hatte schon zwei Monate lang *keine Menstruation* mehr und litt unter Herzschmerzen, Abwehrschwäche, Gedächtnisstörungen und Haarausfall. Fünf Monate nach dem Hildegard-Aderlass und einer Kur mit Hirschzungenelixier sowie einer Darmsanierung mit Bärwurz-Birnen-Honig setzte die Menstruation wieder ein. Beim letzten Aderlass konnte auch der Cholesterinspiegel deutlich gesenkt werden.

Beispiel 7: Bei einer Patientin wurde durch Ultraschall ein walnussgroßes Myom mit Schmierblutungen in der Gebärmutter festgestellt, das operativ entfernt werden sollte. Nach einem Aderlass, der Kur mit Wasserlinsenelixier und dem Einmassieren des Unterleibs mit Veilchencreme konnte das Myom nach drei Monaten nicht mehr festgestellt werden. Eine Operation wurde so unnötig.

Der Aderlass beseitigt Ursachen von Depressionen

Die Traurigkeit – lateinisch *tristitia* – ist die Summe aller sogenannten »Laster« bzw. »psychosozialer Fehler«, die schließlich mit der gefährlichsten aller Krankheiten enden kann, dem »Weltschmerz«, der Depression mit Selbstmordgedanken: Der Mensch hat keine Freude mehr am Leben, weder an seinen Lieben noch an der Natur. Besonders erfolgsverwöhnte reiche und berühmte Menschen leiden sehr oft an Depressionen. Sie können keine Schwäche zeigen und führen ein Leben zwischen Held und Versager. Berühmte Beispiele sind Marilyn Monroe, Romy Schneider, Gunter Sachs oder Michael Jackson, Spitzensportler wie Robert Enke, Sven Hannawald oder der Pharma-Multimillionär Adolf Merckle. Die Depression ist eine regelrechte Volkskrankheit, an der 10 Prozent aller Deutschen leiden und die sich unter anderem durch Trauer, emotionale Leere, Gedankenleere, Schlaflosigkeit und Antriebslosigkeit bemerkbar machen kann.

Schwarzgalle als Auslöser

Depressionen und Trauer haben viele verschiedene Ursachen, immer aber sind biochemisch die Galle und die Schwarzgalle beteiligt, die beide auch durch Ernährungsfehler oder psychosoziale Konflikte in dieser Weise aktiviert werden können (»Melancholie« heißt ja wörtlich so viel wie »Schwarzgalligkeit«). Wut, Zorn und Aufregung regen die Produktion der Galle und Schwarzgalle an. Amerikanische Studien haben ergeben, dass innerhalb kurzer Zeit nach starker seelischer Erregung, Ärger oder Wut, Thromben die Blutgefäße verstopfen, was zu schweren bis lebensgefährlichen Zuständen führen kann: Herzinfarkt, Hörsturz, Lungenembolie oder Schlaganfall. Wie man beim Aderlass-Blut mit bloßem Auge sehen kann, ist bei Menschen mit Depressionen besonders viel Schwarzgalle vorhanden.

Mehrfach weist Hildegard in ihrem medizinischen Lehrbuch *Causae et Curae (CC)* auf diese Probleme hin. Wie wir heute wissen, ist Schwarzgalle ein Abbauprodukt der DNS aus den Zellkernen der weißen Blutkörperchen. Die Leukozyten werden bei Stress und Autoaggressionskrankheiten vom Immunsystem zur Bewältigung der Krankheitsgefahr in großem Maße ausgeschüttet, und bei deren natürlichem Abbau entsteht ebendiese Schwarzgalle, sichtbar im Mikroskop als schwarze Flecken. Jeder Mensch hat je nach Temperament mehr oder weniger Schwarzgalle im Blut.

»Die Schwarzgalle erzeugt so viel Trauer und Selbstzweifel, dass man sich an nichts mehr erfreuen kann, was zum glücklichen Leben und zum Trost führen kann ... Menschen dieser Konstitution werden leicht zornig und sind in vielen göttlichen und menschlichen Angelegenheiten ängstlich. Einige von ihnen leben lange, aber ohne große Lebenskraft, so wie ein Gefangener, der zwar nicht hingerichtet, aber auch nicht freigelassen wird.«

Die Schwarzgalle nimmt von gutem und wohlschmeckendem Essen im Sinne der Hildegard-Ernährung ab, dagegen von minderwertigen, bitter schmeckenden und schlecht zubereiteten Speisen zu, zum Beispiel durch Rohkost, »Küchengifte« (Erdbeeren, Pfirsiche, Pflaumen und Lauch), Schweinefleisch oder Nachtschattengewächse.

Erfolgsbericht: Der Aderlass bei einer Depression infolge einer Lebensmittelvergiftung

Eine 53-jährige Patientin leitete Pilgerfahrten nach Israel und war vor einigen Jahren mit 18 Wallfahrern unterwegs. Nach einem landestypischen Essen mit Salat und Gemüse in Jerusalem bekam sie eine lebensbedrohliche Lebensmittelvergiftung mit Krämpfen, Durchfall und wässrigem Stuhl, der zu einer völligen Entkräftung und Konzentrationsschwäche führte. Die Patientin fühlte sich sterbenselend, wie sie es noch nie zuvor erlebt hatte – mit Depressionen und mit Todessehnsucht.

In dieser Situation nahm sie dreimal täglich eine Suppe aus Dinkelflocken und erzielte damit einen phänomenalen Erfolg, als sei sie wieder vom Tod zum Leben erweckt worden. Sie fühlte neue Kräfte, und mit der neuen Lebenskraft erwachten neue Lebensfreude und Lebenslust. Eine Darmsanierung mit Bärwurz-Birnen-Honig und probiotischen Bakterien führte zur Wiederherstellung einer ausgewogenen Darmflora.

Im selben Jahr wurden auch die synthetischen Ersatzhormone abgesetzt, weil diese Hormontherapie zu einer taubeneigroßen Zyste am rechten Bein geführt hatte.

Eine Operation lehnte die Patientin ab. Stattdessen wurden ein hildegardischer Aderlass, eine Darmsanierung und die lokale Behandlung mit Veilchencreme durchgeführt. Nach kurzer Zeit war die Beinzyste verschwunden.

»Antimelancholika« nach dem Aderlass

Nach dem Aderlass werden die Antimelancholika eingesetzt, die weiterhin dafür sorgen, dass Galle und Schwarzgalle neutralisiert oder aufgelöst werden. Besonders wirksam ist dabei vor allem der gelöschte Wein. Mit einem niedrigen Alkoholgehalt von weniger als 3 Prozent ist er in der Lage, die Schwarzgalle im Blut aufzulösen.

Gelöschter Wein löst die Schwarzgalle auf

Der gelöschte Wein ist Hildegards bestes und einfachstes Antimelancholikum (siehe »Rezepte« im Anhang). Er hilft zuverlässig und rasch, löst die Schwarzgalle im Blut auf, stärkt die schwachen Nerven und vertreibt Kummer und Ärger. (Zorn und Ärger lassen zusätzlich die Gallensäure überlaufen und führen zu einer Übersäuerung des Blutes.)
Wenn man gelöschten Wein schluckweise trinkt, ist dies besonders gut zur Stressbeseitigung, zum »Runterfahren« der Alltagshektik, als Einschlafmittel oder nach einem beigelegten Familienkrach als gemeinsames Versöhnungsritual.
Den gelöschten Wein kann man schon morgens verkosten, wenn man »mit dem falschen Bein« aufgestanden ist. Um einen solchen Tag zu retten, trinkt man als Erstes ein Glas warmen gelöschten Wein. Wenn Sie glauben, Sie bräuchten noch ein zweites Gläschen, wird auch dies sicher nicht schaden. Galle und Schwarzgalle sollten unbedingt beseitigt werden, denn Unmut kann sich zum Zorn bis zur Aggressivität aufschaukeln. Mit gelöschtem Wein lassen sich auch sehr leicht kammgeschwellte Gockel besänftigen: Bevor man

Ihnen etwas antut, laden Sie Ihre Widersacher also besser zum gelöschten Wein ein. So können aus Feinden Freunde werden!

Weitere Antimelancholika

Langfristig können aber noch andere Antimelancholika Depressionen und Stimmungsschwankungen aus der Welt schaffen:

- *Dinkel* ist ein Universalheilmittel bei Serotonin- und Dopaminmangel, Depressionen und Stimmungsschwankungen. Er sorgt für starke Nerven, ein gutes Gedächtnis und eine hohe Konzentrationsfähigkeit. Er wirkt auch vorbeugend gegen Demenz und die Parkinson-Krankheit. Bei Übersäuerung hilft Dinkel aufgrund seines hohen Mineraliengehalts, Gallensäure zu neutralisieren. Man sollte ihn kurmäßig dreimal täglich zu sich nehmen (morgens als Habermus).
- *Flohsamen* sorgt für eine gute Verdauung und beseitigt überschüssige Galle und Schwarzgalle im Blut. Man kann ihn dreimal täglich übers Essen streuen und begleitend viel trinken oder auch drei bis fünf »Flohkekse« mit je einer Tasse Flüssigkeit zu sich nehmen.
- *Edelkastanien* sind gut für die Kopfgesundheit, Herz- und Leberkrankheiten, den Nervenstoffwechsel, bei Nervenschwäche, Energielosigkeit, sie schützen vor Demenz und Alzheimer und gelten als »Anti-Aging«-Mittel. Man nimmt täglich drei bis fünf gekochte Edelkastanien.
- *Nerven- bzw. Energiekekse* mit Muskat, Zimt und Nelken sind ein Universalheilmittel für die Nerven. Sie wirken

eindrucksvoll gegen Schwermut, tragen bei zur Beseitigung von Galle und Schwarzgalle, von Stimmungsschwankungen, Konzentrations- und Nervenschwäche sowie Energielosigkeit und helfen bei Geruchs-, Geschmacksverlust sowie gegen Übersäuerung. Man nimmt täglich fünf davon, Kinder entsprechend weniger.

- *Fenchel* in allen Formen beseitigt eine Übersäuerung der Gallensäure, besonders bei Gallensäure im Zusammenhang mit Gastritis, Sodbrennen sowie Magen- und Darmgeschwüren. Von den Fencheltabletten nimmt man mehrmals täglich drei bis fünf Stück.
- *Süße Mandeln* tragen bei zur Erhaltung der Kopfgesundheit, dienen der Verhütung von Nervenschwäche, Kopfschmerzen, Demenz und der Alzheimer-Krankheit. Wenn man sie regelmäßig isst (täglich fünf bis zehn), sind sie beste Nervennahrung, denn sie füllen Hildegard zufolge das »leere Gehirn und geben eine gesunde Gesichtsfarbe«. Das »leere Gehirn« und die schlechte Gesichtsfarbe lassen auf Störungen des Fetthaushalts schließen.
- Das *Aronstabelixier* hilft bei schwerer Melancholie und depressiver Verstimmung, bei der bipolaren Störung (früher »manisch-depressive Erkrankung« genannt), bei klimakterischen Verstimmungen mit Depressionen, Hitzewallungen und Stimmungsschwankungen. Aronstabelixier hat eine leicht aphrodisierende und stimmungsaufhellende Wirkung, die Lebenslust und die Freude am Umgang mit den Mitmenschen kehren zurück: »Er hat gleichmäßige und maßvolle Wärme, wie die Sonne nach dem Morgenrot angenehm warm ist, wie auch der Tau im Sommer vor Tagesanbruch köstlich und daher zu allem fähig ist, wie ein kostbarer Mann, der sowohl Gefahren aushalten kann als auch eine gute Zeugungskraft hat.« In der unten

angegebenen Dosierung konnten keine Nebenwirkungen beobachtet werden, obwohl neuerdings immer wieder behauptet wird, dass Aronstab giftig sei. Dies ist von der getrockneten und gekochten Wurzel jedoch nicht bekannt. Aronstab steht unter Naturschutz und darf nicht wild gesammelt werden. Je nach Schwere der Depression nimmt man ein bis drei Likörgläschen (20 bis 30 Milliliter) täglich.

Weitere Erfolgsberichte zum Aderlass bei Depressionen

Beispiel 1: Ein heute 64-jähriger Priester litt trotz vehementer Müdigkeit jahrelang unter Schlafstörungen. Es traten *Depressionen und Angstzustände mit Suizidgefahr* auf. Fünf Jahre nach Beginn der Depressionen kam noch ein Pfeiffersches Drüsenfieber dazu, das ihm die letzte Kraft nahm. Die Ärzte verschrieben ihm Antidepressiva, Schlafmittel und Angstlöser (Anxiolytika), die das Leiden durch eine koronare Herzkrankheit noch verstärkten. Durch die Hildegard-Aderlass-Therapie, die jährlich durchgeführt wurde, verbesserte sich der Gesamtzustand, so dass die chemischen Medikamente teilweise ganz überflüssig wurden oder stark reduziert werden konnten.

Beispiel 2: Die heute 63-jährige Patientin litt mit 42 Jahren an schweren *Depressionen, Schlaflosigkeit* und *stressbedingten Herzschmerzen,* die nach einer zweijährigen Behandlung mit dem Hildegard-Aderlass und Aronstabelixier, Galgant, Wasserlinsenelixier und einer Darmsanierung mit Bärwurz-Birnen-Honig vollkommen verschwunden waren.

Beispiel 3: Ein 58-jähriger Kriminalpolizist litt unter *Angstzuständen, Depressionen* und *Kraftlosigkeit,* die mit Antidepressiva behandelt wurden. Zusätzlich bestanden erhöhte Cholesterin- und Triglyzeridwerte sowie Bluthochdruck, die ihm als Risikofaktoren für eine koronare Herzkrankheit große Sorge bereiteten. Es gibt eine familiäre Vorbelastung, wobei der Vater bereits eine Bypass-Operation hinter sich hat und der Mutter eine neue Herzklappe eingesetzt wurde. Durch den jährlichen Hildegard-Aderlass konnte der Gesundheitszustand des Patienten wesentlich verbessert werden. Dank der Hildegard-Heilmittel und -Antimelancholika sind die chemischen Arzneimittel nicht mehr notwendig. Die Blutfettwerte verbesserten sich durch den Hildegard-Aderlass, so dass auf den Lipidsenker verzichtet werden konnte.

Beispiel 4: Eine heute 48-jährige Patientin litt seit ihrem 44. Lebensjahr infolge ständiger familiärer Unstimmigkeiten, Streitereien und schwerer seelischer Traumatisierungen an Bluthochdruck, Panikattacken, Kopfschmerzen und Depressionen, sie fühlte sich innerlich »wie tot«. Der Puls raste zeitweise auf 240, sogar 280, und das versetzte sie verständlicherweise immer wieder in Angst und Schrecken. Dreimal wurden bereits Herzoperationen durchgeführt, wobei eine AV-Knoten-Ablation[31] versucht wurde, jedes Mal ohne Erfolg. Inzwischen wurde ein Herzschrittmacher implantiert, aber die Attacken lassen immer noch nicht nach. Sie bekam Betablocker und ein Antiarrhythmikum mit folgenden Nebenwirkungen: Kopfschmerzen, Alpträume, Schlafstörungen, Kopftumor, akute Hepatitis mit tödlichem Verlauf, AV-Block, Kammerflimmern, Pneumonie mit tödlichem Verlauf, Schocklunge und Nierenversagen. Der Patientin wurde unter dieser Therapie himmelangst und bange, und sie wendete sich der Hildegard-Heilkunde zu mit Aronstab- und Wasserlinsenelixier, Galgant und der Aderlass-Therapie. Dabei verbesserte sich nach drei Aderlässen der Gesamtzustand so gut, dass die Panikattacken verschwanden und die Depressionen fast überwunden sind. Der Blutdruck sank von 170/105 auf Normalwerte von 110/80 mmHg, und die chemischen Medikamente wurden überflüssig.

Die Transformation von Weltschmerz zur Lebensfreude

Wenn die Traurigkeit Ihr Problem ist, suchen Sie Ihren Lieblingsplatz in der Natur auf und werden Sie ganz still. Stellen Sie sich vor, Sie würden bis zum Ende Ihres Lebens immerzu und ununterbrochen Tag und Nacht von Trübsinn und niederdrückender Stimmung getrieben. Selbst wenn Sie es wollten, könnten Sie diese Trauer nicht mehr unter Kontrolle bringen. Lassen Sie Ihre ganze Abneigung gegenüber diesem traurigen Gefühl aus Ihrem Unterbewusstsein hochsteigen. Erleben Sie die Trauer ganz bewusst, und lassen Sie sie einfach hinaus. Trennen Sie sich deshalb von allen Widerständen und Gefühlen, die der Weltschmerz, der Liebeskummer oder die Depression in Ihnen ausgelöst haben. Die schwarzgallige Traurigkeit zieht durch Ihren ganzen Körper und behindert die Heilung sämtlicher Organe und Körperzellen.

Setzen Sie Ihre gesamte Trauer dann in der Vorstellung auf ein Boot, das Sie davonschwimmen lassen, und verabschieden Sie sich davon. Wenn die destruktiven Gedanken zurückkommen, wiederholen Sie das so lange, bis die negative Energie völlig verschwunden ist.

In dem Moment, da diese Traurigkeit zu 100 Prozent aus Ihrem Unterbewusstsein eliminiert ist, bildet sich eine andere biochemische Konstellation in Ihrem Gehirn. Die alten traurigen Beziehungen in Ihrem Nervensystem werden beseitigt, und die Blockaden werden abgebaut. Wie gesagt, wiederholen Sie diesen Vorgang so lange, bis die Traurigkeit selbst, die Verletzung oder sonstige Folgen Ihrer Schwermut in Ihrem Bewusstsein keinen Platz mehr haben.

Stellen Sie sich nun das Gegenteil vor: Sie sind nie wieder traurig, immer gut gelaunt und fröhlich. Sie können machen, was Sie wollen, Sie sind immer froh gestimmt. Nichts kann Sie mehr verletzen, Ihre traurigen Gefühle, Gedanken und Vorstellungen sind ein für alle Mal aus Ihrem Leben verschwunden. Wenn diese Vorstellung in Ihrem Unterbewusstsein starke Angst und Abwehr weckt, lassen Sie die Blockade heraus. Sie wehren sich gegen diese Vorstellung, immer fröhlich zu sein. Negative Energie steigt in Ihnen hoch. Lassen Sie sie heraus, und verfrachten Sie sie ebenfalls auf Ihr virtuelles Boot oder auf eine Wolke. Verabschieden Sie sich auch davon!

Die Traurigkeit sollte Sie von nun an nicht mehr plagen und blockieren können, wenn Sie sie 100-prozentig abgegeben haben. Die alten jahrelang bestehenden Nervenblockaden sind beseitigt, es fließt eine neue Biochemie ins Blut, senkt die Schwarzgallenproduktion und erhöht Ihre Glückshormone, die sämtliche Organe und Körperzellen optimal beeinflussen. Die Traurigkeit kehrt nur so lange zurück, wie Sie ihr Aufmerksamkeit schenken. Erst wenn die Traurigkeit nicht mehr unterdrückt und »das Böse« nicht mehr bekämpft werden müssen, können Ihre Lebensfreude und Ihre innere Glückseligkeit zum Zuge kommen. Solange Sie weiterhin einen Widerstand auch gegenüber Ihrem *fehlenden* Weltschmerz empfinden, wird er immer wieder Macht über Sie ausüben. Erst wenn Sie völlig loslassen und Ihre Gefühle gegenüber dem fehlenden Weltschmerz nicht mehr unterdrücken, kann die Lebensfreude viele morphinähnliche körpereigene Substanzen produzieren, die in Ihrem Organismus Heilkräfte freisetzen, mit denen er sich stärken, regenerieren und vitalisieren kann.

Der Hildegard-Aderlass-Speiseplan

Wie beim Fasten sollte auch nach dem Hildegard-Aderlass eine kulinarische Aufbaukur eingehalten werden, damit das gereinigte Blut nicht gleich wieder durch Diätfehler belastet wird. Außerdem tut man wie gesagt gut daran, nach dem Aderlass für drei Tage eine Sonnenbrille zu tragen, weil die Augen durch die Reinigung besonders lichtempfindlich sind. In dieser Zeit ist es besser, starkes Sonnenlicht und die Strahlung von Computerbildschirm und Fernseher zu meiden.

Die Aderlass-Diät besteht darin, dass man auf Speisen verzichten sollte, die das Blut belasten oder verschleimen. Für zwei Tage sollte man auf jeden Fall Folgendes meiden:

- alles Gebackene und Gebratene, gebratenes Fleisch und Fisch,
- »Küchengifte« (Erdbeeren, Pfirsiche, Pflaumen und Lauch), Rohkost, Rohgemüse, Rohsäfte, Rohobst, auch Dörrobst,
- Kuhmilchprodukte (Käse, Joghurt und so weiter), Wurstwaren, Schweinefleisch,
- pikante oder zu fette Speisen wie Senf, Hering, Oliven oder Paprika,
- fette Speisen wie Sahne, Quark oder Cremes,
- schweren Wein, Spirituosen, aber auch Bohnenkaffee und starken schwarzen Tee.

Empfohlen bzw. »erlaubt« hingegen werden:

- alle Getreideprodukte, insbesondere Dinkel,
- Brötchen, Teigwaren, altes Hefegebäck,
- Haferflocken,
- Schafs- und Ziegenkäse,
- Fencheltee, grüner Tee, dünner Schwarztee,
- gekochtes Fleisch und gekochter Fisch,
- gekochtes Gemüse (außer Lauch),
- grüner Salat mit Essig und Öl,
- leichter oder gelöschter Wein.

Die Hildegard-Kost ist wie ein Stück vom Himmel: einfach, schmackhaft, zeitlos modern, gut bekömmlich, gesundheitserhaltend und heilend. Deshalb tut man gut daran, diese Ernährungsform auch ohne spezielle therapeutische Zielsetzung im Alltag beizubehalten.

Die Hildegard-Diät besteht aus Dinkel, Obst und Gemüse in allen Variationen, besonders Fenchel, Bohnen, Kichererbsen, Esskastanien, Möhren, Sellerie, Kürbis und Roter Bete, alles möglichst gedünstet.

An Getränken sollte es Fenchel- oder grünen Tee und Dinkelkaffee geben. Der Hinweis Hildegards auf die Qualitäten des Dinkels hat uns dazu inspiriert, alles Mögliche aus diesem ursprünglichen Getreide herzustellen (siehe den Abschnitt »Dinkel – gesunde Alternative zur Zivilisationskost« direkt im Anschluss): Brot und Nudeln, Pizza, sogar Dinkelbier und -kaffee. Schwarz wie ein Caffè Crema, ist ein richtig zubereiteter Dinkelkaffee davon nicht mehr zu unterscheiden, und mit Milch geschäumt und etwas geriebener Schokolade fast noch besser als ein Cappuccino, ein Genuss ohne Reue – und gut schlafen kann man danach auch.

Zwölf Jahre lang haben wir die Hildegard-Küche im Hildegard-Kurhaus in Allensbach optimiert und verbessern sie natürlich immer noch weiter. Die besten praxiserprobten Rezepte und Diätvorschläge sind in der *Ernährungstherapie der Hildegard von Bingen* zusammengefasst (siehe Literaturverzeichnis). Im Folgenden finden Sie einige Vorschläge für die Aufbautage nach dem Aderlass.
Bei unseren Gästen beliebt waren ein Frühstück mit Habermus und zwei Hauptmahlzeiten mit Dinkelprodukten: Dinkelnudeln, Dinkelsuppe mit Dinkelgrieß oder -mehl, Dinkelspätzle, Dinkelpizza mit »Tomatensauce ohne Tomaten« (mit Roter Bete, Karotten und Rotwein), Rote-Bete-Timbale (eine Art Pastete) mit Knoblauchbaguette, der Aufstrich mit Kichererbsen, Edelkastanien oder Roter Bete.

Die Aderlass-Woche à la carte

An jedem Tag der Aderlass-Woche genießen Sie morgens das Habermus-Frühstück (siehe »Rezepte« im Anhang). Für diese Tage schlagen wir folgende Mittagstisch- und Abendessen-Auswahl vor:

Erster Tag
Mittags: Fenchelsuppe, Kopfsalat mit Dinkelkörnern, Meerrettichklöße mit Rote-Bete- und Maroni-Zwiebel-Gemüse, Rote Grütze.
Abends: Suppe, Waldorfsalat, verschiedene Aufstriche, Dinkelbrot.

Zweiter Tag
Mittags: Maronisuppe, Kopfsalat mit Dinkelkörnern, gefüllte Zucchini, grüne Sauce, Mischgemüse, Dinkelkernotto (Risotto mit Dinkel statt Reis), Mandelpudding mit Früchten.
Abends: Suppe, Rote-Bete-Salat, Aufstriche, Dinkelbrot.

Dritter Tag
Mittags: Rote-Bete-Suppe, grüner Salat mit Dinkelkörnern, Kichererbsenpüree, Gemüseplatte, Dinkelkernotto, Apfel im Schlafrock.
Abends: Suppe, Sellerie-Maroni-Apfel-Salat, Brot, Aufstriche.

Vierter Tag
Mittags: Leberklößchensuppe, grüner Salat mit Dinkelkörnern, Maronipastete, Pilzsauce, Bandnudeln, Gemüse (außer Lauch), Quittenjoghurt.
Abends: Suppe, Fenchel-Apfel-Salat, Aufstriche, Brot.

Fünfter Tag
Mittags: Maronisuppe, grüner Salat mit Dinkelkörnern, Spaghetti, Gemüsegulasch, Grießpudding mit Himbeeren.
Abends: Dinkelpfannkuchen mit Zimt-Apfel-Füllung, Quittenmus.

Sechster Tag
Mittags: Rote-Bete-Suppe, Kopfsalat mit Dinkelkörnern, gedünstetes Felchenfilet mit Weißweinsauce, Fenchelgemüse und Edelkastaniennudeln, Apfelkompott.
Abends: bunter Gemüseeintopf mit Dinkelbrot.

Siebter Tag
Mittags: Brokkolicremesuppe, Kopfsalat mit Dinkelkörnern, Gemüseplatte mit Kichererbsenpüree, Grießflammeri mit Himbeeren.
Abends: Suppe, Rote-Bete-Timbale mit Knoblauchbrot.

Dinkel – gesunde Alternative zur »Zivilisationskost«

Noch vor 100 Jahren ernährten sich die meisten Menschen der westlichen Welt mit Getreide, Gemüse, Obst und gelegentlich auch mit Milchprodukten. Der jährliche Pro-Kopf-Verbrauch von Getreide sank seit 1800 von 250 auf 50 Kilogramm im Jahr 2000, während der Fleischverbrauch im selben Zeitraum von jährlich 40 um das Dreifache auf 120 Kilogramm zunahm. Gleichzeitig entwickelten sich explosionsartig die chronischen Zivilisationskrankheiten. Die letzte Zeit war geprägt vom Märchen, dass Fleisch »ein Stück Lebenskraft« sei und jeder Mensch täglich tierisches Eiweiß essen müsse, um gesund zu bleiben. Der übertriebene Fleischkonsum führt aber nicht nur zu einer zu großen Eisenbelastung des Organismus, verschlechtert die Fließeigenschaften und die Durchblutung, sondern erhöht auch das Krankheitsrisiko.

Weltweit durchgeführte Studien über das Risiko von rotem Fleisch bestätigten, dass durch den übermäßigen Verzehr von sogenanntem rotem Fleisch das Risiko schwerwiegender Krankheiten um bis zu 50 Prozent erhöht wird. Wer häufig Fleisch von Schwein, Rind und Schaf isst, verkürzt dadurch womöglich sein Leben.

So erhöhten Männer, die täglich knapp 250 Gramm rotes Fleisch gegessen hatten, ihr Krebstodrisiko um 22 und ihr

Herztodrisiko um 27 Prozent – im Vergleich zu jenen, die nicht mehr als 150 Gramm rotes Fleisch pro Woche zu sich nahmen. Bei Frauen stieg die Gefahr eines Krebstodes bei 250 Gramm rotem Fleisch pro Tag um 20 Prozent und die eines tödlichen Infarkts oder Schlaganfalls sogar um 50 Prozent.

Das Risiko des vorzeitigen Todes wird durch zu viel Hamburger und Steaks, Würstchen, Speck und Aufschnitt also enorm erhöht. Im Gegensatz dazu ist diese Gefahr wesentlich geringer, wenn man stattdessen in Maßen überwiegend das »weiße« Fleisch von Fisch und Geflügel zu sich nimmt.

Auch hier wirken die Hildegard-Ernährungstherapie und der Hildegard-Aderlass wie ein Fels in der Brandung und befreien die Menschen vor den Folgen der Eiweißmast. Zum einen werden die Ernährungsfehler vermieden, weil Hildegard die Heilkräfte in den Lebensmitteln bestens kannte. Zum anderen kann der Hildegard-Aderlass die Schäden beseitigen, die durch den übertriebenen Fleischkonsum ausgelöst werden.

Keine andere westliche Heilkunde außer der von Hildegard von Bingen gibt uns so vollständige und klare Heilaussagen über die Heilkraft unserer Lebensmittel, und sie nennt auch ganz klar ihren Favoriten: *»Dinkel ist das beste Getreide!«*

Dinkel ist das reinste Getreide, es ist nahezu frei von Umweltgiften. Es hat also eine große ökologische Bedeutung, sowohl für die Gesundheit der Erde als auch für die Gesundheit der Menschen. Dinkel benötigt zum optimalen Wachstum weder die chemischen Düngemittel noch Pestizide, Insektizide oder Halmverkürzer. Und auf der anderen Seite schützt seine Spelzhülle nicht nur vor radioaktivem »Fallout«. Wie wir nach der Tschernobyl-Katastrophe von 1986 feststellen konnten, war Dinkel durch seine Spelzhülle zehnmal weniger radioaktiv belastet als Weizen. Die Spelzen schützen Ersteren auch vor Pilzbefall, den sogenannten Fusarien (Schimmelpilzen), die die Getreidekörner heimsuchen und durch ihren Stoffwechsel hochgefährliche Toxine bilden. Diese sind so giftig, dass sie bei Tier und Mensch auch zu Fehl- und Missgeburten sowie zur Unfruchtbarkeit führen können.

Längst hat der Dinkel seinen Siegeszug rund um die ganze Welt angetreten. Vor 35 Jahren war Theo Holstein der erste Dinkelbäcker in Konstanz, heute gibt es Dinkelbrot in ganz Deutschland, in der Schweiz, in der EU und USA, sogar weit weg im entferntesten Australien gibt es Dinkelbrot und -kuchen, zum Beispiel in einer Dinkelbäckerei in Fremantle, der Hafenstadt von Perth in Westaustralien.

Wir waren die Ersten, die Dinkel zu Bier brauen ließen, und im Jahr 2008 ist das Dinkelbier von Hauzenberg im Bayerischen Wald beim World Beer Cup in San Diego von allen »Specialty«-Bieren zur Nummer zwei (Silber) gekürt worden (Bezugsquelle siehe »Adressen« im Anhang).

Dinkel nach Dr. Hertzka

Allergien auf Getreide sind nicht nur durch Eiweiß aus dem Weizenanteil, sondern auch durch andere Faktoren wie Pflanzenschutzmittelrückstände, Nahrungszusatzstoffe, zum Beispiel in Backmischungen, Umweltbelastungen sowie Pilzbefall möglich. Wir haben schon frühzeitig diese Faktoren ausgeschlossen, um Misserfolge zu vermeiden, denn unsere Heilerfolge ließen sich nur realisieren, weil wir eine Dinkelqualität verwendet hatten, die keinen Weizenanteil enthält und ohne Agrarchemikalien angebaut wurde.

Nach Untersuchungen eines staatlich anerkannten Instituts muss der Dinkel frei von Rückständen und Schwermetallen sein.
Der »Förderkreis Hildegard von Bingen« hat für den biologisch angebauten Dinkel eine Schutzmarke herausgebracht – »Dinkel nach Dr. Hertzka« –, die alle Hersteller für ihre Dinkelprodukte erhalten können, wenn sie sich freiwillig einer staatlichen Qualitätskontrolle unterziehen und sich nachweislich keine Schadstoffe im Dinkel befinden.

Dinkel ist frei von allergieauslösenden Proteinen

Im Vergleich zu allen anderen Getreidearten leidet der Dinkel nicht unter Umweltstress, das heißt, er bildet unter extremen Wetterbedingungen keine durch Stress ausgelösten Proteine, die beim Menschen Allergien auslösen könnten.
Von ganz wenigen Patienten abgesehen, hat die Dinkelkost niemals Allergien ausgelöst. Ganz im Gegenteil, der »reine« Dinkel ist das wirksamste Heilmittel bei Lebensmittelallergien und allergischen Erkrankungen wie Milchschorf, Heuschnupfen, Polyarthritis, Colitis, Neurodermitis, Asthma, Morbus Crohn, Zöliakie oder Sprue, einer Weizenglutenallergie, und anderem mehr – aber nur, wenn der Dinkel keinen Weizenanteil enthält. Bei den wenigen Ausnahmefällen, die den Therapeuten am meisten interessieren, weil es die »Sorgenkinder« sind, war entweder eine psychische Blockade gegen alles, was Dinkel ist, oder ein mit Weizen vermischter Dinkel die Ursache.
Da in den letzten 100 Jahren auch wegen Ertragssteigerungen Weizen in den Dinkel hineingezüchtet wurde, empfehlen wir also nur alte oder neue Dinkelsorten nach dem Mendel-

schen Gesetz ohne Weizenanteil wie »Ostro«, »Oberkulmer Rotkorn«, »Roter Tiroler«, »Schwaben-« oder »Frankenkorn«.

Erfolgsberichte: Hildegard-Ernährung und Aderlass

Die heilenden Kräfte in Dinkel, Obst und Gemüse zusammen mit der Wirkung des Hildegard-Aderlasses sollen die folgenden Heilungserfolge demonstrieren.

Beispiel 1: Eine 25 Jahre alte Mutter von einem Kind litt an *Neurodermitis.* Sie wagte es kaum noch, im Sommer unter die Leute zu gehen oder ein Schwimmbad aufzusuchen, da ihre ganze Haut entstellt war. Tag und Nacht litt sie an Juckreiz, obwohl sie regelmäßig vom Hautarzt verschriebene Medikamente einnahm, die aber auch sonst keine Besserung brachten. Ein halbes Jahr nach der Umstellung auf Dinkelkost war sie vollkommen von ihrem Juckreiz befreit. Nur nach »Ernährungsfehlern« treten ab und zu atopische Ekzeme auf. Die jetzige Ernährungsweise ist frei von Käse und Wurst. Sie kann bestätigen, dass ihr nur der Dinkel und der Aderlass geholfen haben. Selbst ihr Hautarzt freut sich über die spontane Besserung.

Beispiel 2: Eine 28 Jahre alte Bäuerin litt seit zwei Jahren an einer *Weizenallergie* sowie an *multiplen Allergien* auf andere Lebensmittel wie zum Beispiel Hühnereiweiß, Kuhmilch, Milchprodukte, Schweinefleisch und weitere Allergene wie Hausstaubmilben. Tag und Nacht juckte die Haut im Gesicht und am Hals, an beiden Armen waren Ekzeme. Die Schleimhäute reagierten mit Schnupfen und Niesreiz. Das Leben auf dem Hof wurde zur Qual. Die Behandlung begann mit einem Hildegard-Aderlass und nach einem Therapieplan mit Dinkelkost, Leinsamenkompressen, Flohsamenwein und

Veilchencreme. Nach sechs Monaten waren das chronische Ekzem und die Begleitsymptome vollständig verschwunden. Die Patientin fühlt sich mittlerweile wohl und möchte die Dinkelkost gar nicht mehr missen.
Beispiel 3: Eine 50-jährige Patientin schrieb uns, seit rund acht Wochen nach dem Hildegard-Aderlass und der Umstellung auf die Hildegard-Küche wüchsen ihre Nägel »gesund und stark wie nie in meinem Leben«. Dazu müsse sie gestehen, dass sie ihr ganzes Leben lang *Nagelkauer* war. Die Nägel waren immer weich, rissen ein, wuchsen im Urlaub schon mal etwas, aber immer zu weich, und spalteten sich wieder. Das habe sie ein ganzes Leben lang belastet. Presseveranstaltungen und Geschäftsessen seien für sie ein Greuel gewesen, weil sie sich genierte, »*so* als Erwachsene herumzulaufen«. Doch jetzt wüchsen die Nägel wieder fest und stark, ohne einzureißen und ohne sich zu spalten: »Ein kleines Wunder für mich!«

Zu guter Letzt

Wer sich vor den heute grassierenden Autoaggressionskrankheiten schützen möchte, braucht in Übereinstimmung mit weltweiten wissenschaftlichen Studien ein Überlebensprogramm mit einem vernünftigen Lebensstil und einer gesunden Ernährung, zum Beispiel das der Hildegard-Heilkunde. So könnte man wie gesagt zum Beispiel die Krebsrate um 80 Prozent senken. Ganz abgesehen davon, dass man damit auch die Kosten um 80 Prozent senken könnte, die diese Krankheit verursacht. Dabei geht es also um Milliardenbeträge.

Die Zukunft der Medizin liegt nicht mehr in der Behandlung von Krankheiten mit giftigen Arzneimitteln, sondern im Schutz der Gesundheit und in der Behandlung von Krankheiten mit natürlichen Heilmitteln und Methoden, die die Selbstheilung aktivieren. Der Hildegard-Aderlass zählt vor diesem Hintergrund zu den besten, kostengünstigsten und einfachsten Methoden, um jene Vorgaben zu erfüllen. Keine medizinische Maßnahme ist in der Lage, all diese Ziele auf einmal und innerhalb von kürzester Zeit so optimal zu erreichen, wie der Hildegard-Aderlass! Die Welt der Medizin würde, aufs Ganze gesehen, bereichert, und ein Traum ginge in Erfüllung, käme er flächendeckend zum Einsatz: Schulmedizin und Naturheilkunde arbeiteten auf breiter Basis zusammen und kämen zu übereinstimmenden Resultaten. Aus diesem Grunde werden hier in diesem Buch die heutigen Erfahrungen mit dem Hildegard-Aderlass und neue wissenschaftliche Erkenntnisse über die umfassende Wirkung des Aderlasses zusammen publiziert.

Wer nach Beweisen zur Wirksamkeit des Aderlasses sucht, kann in diesem Buch also zahlreiche Beispiele dafür finden, wie der Aderlass in der Lage ist, Leben zu schützen und in Bereichen für Heilung zu sorgen, die man mit anderen Methoden nicht erreichen kann (siehe auch die Auswahl klinischer Studien im Anhang). Keine Therapiemaßnahme der Welt außer dem Aderlass kann so tief und so gründlich überfüllte Eisenspeicher entleeren, den oxidativen Vernichtungsstress bekämpfen und damit die Ursachen fast aller Autoaggressionskrankheiten beseitigen.

Mit der verbreiteten fachgerechten Wiederanwendung des Aderlasses vollzöge sich eine Kehrtwende des Krankensystems in ein Gesundheitssystem zum Nutzen aller.

Die vielen Beispiele von Heilerfolgen nach Anwendung des Aderlasses zusammen mit der Ernährungstherapie verdeutlichen die einzigartige Wirksamkeit der Hildegard-Heilkunde und liefern im Zusammenhang mit den wissenschaftlichen Studien den Beweis für die Führungsrolle dieser Therapiemethode bei der »Heilung der Unheilbarkeit«. Aus dieser Sicht eröffnet die Hildegard-Heilkunde für alle Therapeuten und Patienten, die sich mit ihr beschäftigen, eine Zukunft mit außergewöhnlichen Ergebnissen und bringt Heilungserfolge zustande, die mit den geläufigen Methoden in aller Regel nicht möglich wären.

Dieses Buch bietet also einen Zugang zu den schier unerschöpflichen Möglichkeiten mit dem Hildegard-Aderlass und den medizinisch höchst relevanten Heilweisen der Hildegard von Bingen für unsere Zeit.

Es ist ein Zeugnis dessen, was ich und meine Kollegen in den letzten 25 Jahren erfahren durften, nämlich dass jeder Arzt oder Therapeut durch den Aderlass mit nur einer Nadel das Schicksal jedes Patienten grundlegend zum Besseren wenden kann.

So gesehen bewirken die Visionen der Hildegard von Bingen auch heute absolut das, was wir aktuell nicht nur in Deutschland, sondern wohl auch weltweit alle dringend brauchen: eine ganzheitliche, tiefgreifende körperlich-seelisch-geistige Gesundheit.

Dank

Vor allen möchte ich meinem Freund und Lehrer Herrn Dr. Gottfried Hertzka (1913–1997) dafür danken, dass er mir vor 30 Jahren persönlich die Hand geführt hat, um mich mit der Technik und Methode des Hildegard-Aderlasses vertraut zu machen. Ohne seine bahnbrechenden Pionierarbeiten suchte man heute vergeblich die klassische Hildegard-Heilkunde.

Danken möchte ich auch den Kollegen, mit denen ich zunächst in meiner Praxis in Konstanz, später im Hildegard-Kurhaus und jetzt im Hildegard-Zentrum in Allensbach am Bodensee zusammengearbeitet habe: Urban Schrempp, Sabine Vollmer, Waltraud Neudecker-Plank, Dr. Christiane Paregger, Waltraud D'Aloisio und zurzeit mit Mihailo Falkenbach, Yvonne Gschwind und meiner Sekretärin Steffi Linß. Dank und Anerkennung gilt dem gesamten Team im Hildegard-Zentrum, besonders Renate Antos und Brigitte Karrer für die Zubereitung des legendären Aderlass-Frühstücks mit dem wohlschmeckenden Habermus.

Weiterhin danke ich den vielen Ärzten und Heilpraktikern, von denen ich wertvolle Informationen zu diesem Thema erhalten habe, allen voran meinem Freund Dr. Louis van Hecken und Dr. Luitgart Gillis, die mich auf viele wissenschaftliche Publikationen im Internet aufmerksam gemacht hat.

Dankbar bin ich auch für die schönen gemeinsamen Stunden

mit meinen deutschen Kollegen Marina Franziska Bisping, Bad Honnef, Bernd Fritz, Bornheim, Dr. Luitgard Breme, Obernzenn, Elke Haase-Hauptmann und Prof. Dr. Claus Schulte-Uebbing in München, Prof. Dr. Hans Schadewaldt, Düsseldorf, Prof. Dr. Wolfgang Weuffen, Greifswald, Leo Nefiodow und meinen österreichischen Kollegen Anne Maria Albrecht, Ternberg, Dr. Lisa Schaffler, Dr. Felix M. Berger, Dr. Phillippe Loron und Dr. Eric Kiener in Paris, Dr. Jean-Marie Paffenhoff in Sélestat, Dr. Bernhardt in Sydney, Laila und Dr. Tony Balint, Blue Horizon Clinic, Melbourne, Anette Krah, Margaret River, Westaustralien, und Sebastian Liew, Singapur. Herzlichen Dank an die vielen Hildegard-Ärzte und -Heilpraktiker, mit denen ich in meinen Seminaren wertvolle Diskussionen geführt habe und die nun ihrerseits die Hildegard-Heilkunde weiterverbreiten. Ihnen allen wünsche ich viel Mut und Durchhaltevermögen, ohne die eine erfolgreiche Arbeit mit der Hildegard-Heilkunde unmöglich ist.

Nicht zuletzt möchte ich meinen vielen Patienten herzlich danken, die mir ihre Erfahrungen über den Hildegard-Aderlass mitgeteilt haben und ohne die dieses Buch nicht entstanden wäre. Mit ihnen habe ich lachend und weinend viele unvergessliche Sternstunden in der Hildegard-Praxis verbracht, die mich zu diesem Buch inspirierten.

Am meisten aber danke ich meiner lieben Frau Karin Strehlow für ihre Liebe und Leidenschaft für die Welt Hildegard von Bingens.

Anhang

Klinische Studien zum Aderlass

Im Folgenden wird eine Auswahl wissenschaftlicher Studien aufgeführt und beschrieben, die die Wirksamkeit des Aderlasses dokumentieren.

Der Aderlass verhütet langfristig Herz-Kreislauf-Erkrankungen: Zwölf Jahre lang wurde bei einer Gruppe einmal jährlich ein Aderlass vorgenommen, und die Aderlass-Patienten wurden mit solchen ohne Aderlass-Anwendung verglichen. In der Aderlass-Gruppe hatten weniger Patienten hohen Blutdruck, außerdem normale Cholesterinwerte und weniger Herz-Kreislauf-Erkrankungen.[32]

Der Aderlass senkt das Herzinfarktrisiko deutlich: Beeindruckend sind die Langzeiterfolge mit dem Aderlass zur Verhütung des Herzinfarkts. Bei 2862 Männern im Alter von 42 bis 60 Jahren wurde vom Forschungsinstitut für öffentliche Gesundheit der Universität von Kuopio, Finnland, über einen Zeitraum von neun Jahren ein- bis zweimal jährlich ein Aderlass durchgeführt, und die Ergebnisse wurden mit einer Gruppe von Männern verglichen, bei denen kein Aderlass vorgenommen wurde. In der »Aderlass-Gruppe« hatten die Männer ein um 88 Prozent (!)

niedrigeres Risiko für Herzinfarkt als in der Vergleichsgruppe.[33]

Der Aderlass schützt vor Arteriosklerose und Krebs: Patienten wurden von L. R. Zacharski und Kollegen in zwei Gruppen eingeteilt. In einer Gruppe wurde der Aderlass durchgeführt. Dabei wurde das Ferritin kontrolliert, da es den oxidativen Angriff der freien Radikale auf die Körperzellen am meisten unterstützt. Es ist bekannt, dass junge Frauen mit einer regelmäßigen Menstruation ein geringeres Krankheitsrisiko haben als Frauen ohne monatliche Reinigung. Zu hohe Bluteisenspiegel wurden durch den Aderlass gesenkt, und das Krankheitsrisiko wurde beobachtet. Der Aderlass schützte vor den obengenannten Krankheiten, wobei die Aderlass-Gruppe ohne Medikamente signifikant weniger Krankheiten aufwies als die Gruppe ohne Aderlass.
In der Eisen-und-Arteriosklerose-Studie wurden 1277 Patienten im Alter von 43 bis 87 Jahren sechs Jahre lang untersucht und ausgewertet. Im Vergleich hatte die Aderlass-Gruppe ein wesentlich geringeres Sterblichkeits-, Schlaganfall- und Herzinfarktrisiko als die unbehandelte Gruppe.
In der Krebsstudie konnte in der Aderlass-Gruppe eine um 37 Prozent geringere Krebsrate festgestellt werden, wenn die Eisenspiegel auf 50 Mikrogramm pro Deziliter reduziert werden. In beiden Studien konnte demonstriert werden, dass durch den Aderlass der oxidative Stress der freien Radikale beseitigt werden kann, wenn die Bluteisenspiegel gesenkt werden. Der Aderlass hat besonders bei jüngeren Patienten eine deutlich höhere prophylaktische und gefäßschützendere Wirkung.[34]

Der Aderlass verhütet den Schlaganfall: Der Schlaganfall zählt – je nachdem, wie gravierend er ist – zu den schwersten Krankheiten, die einem Menschen widerfahren können. Durch den Schlaganfall verliert er Kraft, Sprache, Erinnerung und Unabhängigkeit. Hippokrates nannte diese Krankheit »Apoplexie«[35]. Etwa 200 000 Menschen erleiden jährlich allein in Deutschland einen Schlaganfall. 50 Prozent sind jünger als 50 Jahre alt.

Bei Frauen unter der künstlichen Hormonersatztherapie (HET) steigt das Risiko noch mal um 30 Prozent an. 40 Prozent aller Patienten sterben, das sind 80 000 jährlich. Alle übrigen erleiden mit dem Schlaganfall sprichwörtlich einen Schlag fürs Leben.

Erhöhte Eisenspeicherwerte und Bluthochdruck erhöhen die Schlaganfallgefahr. Insgesamt 11 471 holländische Frauen in der Menopause zwischen dem 49. und dem 70. Lebensjahr wurden vier Jahre untersucht und sieben Jahre beobachtet, ob ein Schlaganfall auftrat.

Die höchsten Serumferritin- und -eisenwerte wurden bei Patienten mit einem sehr hohen ischämischen Schlaganfallrisiko gemessen. Dabei wurde herausgefunden, dass der Aderlass überhöhte Eisenspeicherwerte senkt und den Schlaganfall verhüten kann.

Bei Schlaganfall und bei akuter zerebraler Ischämie kann der Aderlass die Fließfähigkeit des Blutes verbessern, den Hämatokritwert senken und die Thrombozytenaggregation verhindern. Durch die verbesserte Erythrozytenelastizität konnte die Mikrozirkulation im Gehirn um 80 Prozent verbessert werden.[36]

Der Aderlass verhütet Leberkrebs: Hepatitis-C-Patienten mit Aderlass hatten in einer Studie weniger Leberkrebs als diejenigen, die keinen Aderlass vornehmen ließen.

Eisen ist ein lebenswichtiges Spurenelement, das der

menschliche Körper für die Blutbildung, für den Sauerstofftransport und für das Immunsystem benötigt. Auch Haut und Haare benötigen Eisen. Eisenmangelzustände kommen vor, wenn das Verhältnis zwischen der Eisenzufuhr durch die Nahrung und dem Eisenbedarf unausgeglichen ist. Ursachen für erhöhten Eisenbedarf sind zum Beispiel Schwangerschaft, Stillzeit, Wachstum und Rekonvaleszenz.
Der regelmäßige Alkoholkonsum führt zu einem Anstieg des Eisengehalts in den Leberzellen. In einer randomisierten, kontrollierten Studie zeigte sich, dass der Aderlass die erhöhten Eisenspiegel beseitigt und damit das Risiko von Leberkrebs bei Hepatitis-C-Patienten senkt.[37]
Der Aderlass senkte in einer anderen Pilotstudie den Eisenspiegel, der Hämochromatose auslösen kann, und half bei nichtalkoholischer Fettleber (*non-alcoholic liver steatosis*, NAST [nichtalkoholische Steatohepatitis]). Dabei traten keine Nebenwirkungen auf, und man erreichte gleichzeitig eine Risikoreduktion von Leberfibrose, Krebs und Herz-Kreislauf-Erkrankungen.[38]
In einer französischen Studie mit 36 Patienten konnte die Entstehung der Hämochromatose belegt werden, wobei durch den konsequenten Aderlass bei 65 Prozent der Patienten mit einer Leberfibrose im Stadium F3 und erhöhten Speichereisenwerten sowie bei 35 Prozent der Patienten mit einer Fibrose im Stadium F4 eine Verbesserung um mindestens zwei Einheiten erreicht wurde. Dies führte zur subjektiven Verbesserung der Beschwerden und konnte das Risiko von Krebs und koronaren Herzkrankheiten erheblich senken.[39]

Der Aderlass schützt vor der Alzheimer-Erkrankung: Es gibt einen zeitlichen Zusammenhang vom ansteigenden Eisenspeicher und dem Risiko, an der Alzheimer-Krankheit zu er-

kranken, der häufigsten Ursache von seniler Demenz. Mit dem Alter speichert der Körper mehr Eisen in den Eisenspeichern, wodurch die Alzheimer-Krankheit ausgelöst werden kann. Zu viel Speichereisen begünstigt auch Diabetes und Gefäßkrankheiten, die ebenfalls zur Alzheimer-Krankheit führen können. Wie schon mehrfach gesagt wurde, verursacht viel Speichereisen den gefährlichen oxidativen Stress durch die freien Sauerstoff- und Stickoxidradikale, die die Nerven angreifen und zerstören, wodurch ebenjene neurodegenerativen Krankheiten ausgelöst werden.
Klinische Studien haben gezeigt, dass durch den Aderlass kostengünstig und ohne Nebenwirkungen überhöhte Eisenwerte abgebaut werden können und die oben beschriebenen Krankheiten verhütet werden, ohne eine Anämie auszulösen. Es wurde durch den Aderlass erreicht, dass durch die Reduktion von Speichereisen die Funktion der Gehirngefäße verbessert werden kann, der Abbau von Nervenzellen verzögert wird und dass die kognitiven und geistigen Fähigkeiten sowie das allgemeine Wohlbefinden verbessert werden können. Insbesondere konnte gezeigt werden, dass durch den Aderlass die Alzheimer-Krankheit verhütet werden kann.[40]

Der Aderlass verhütet das metabolische Syndrom: Das metabolische Syndrom mit seinem tödlichen Quartett von Fettleibigkeit, Bluthochdruck, erhöhten Blutfetten und Diabetes entsteht aufgrund permanenter Überernährung und Bewegungsmangel. Ein erhöhter Insulinspiegel ist ein Frühwarnsignal für die koronaren Herzerkrankungen, Gefäßbrüchigkeit bei Retinopathia diabetica (Erkrankung der kleinen Gefäße in der Netzhaut), Vaskulitis (Entzündung der Blutgefäße) und für das metabolische Syndrom. Ebenso steigen durch einen erhöhten Speichereisenwert die Glukose- und Insulin-

spiegel an. Je größer die Serumferritin-Konzentration im Blut ist, je höher sind auch die Glukose- und Insulinspiegel, wodurch eine hochgradige Insulinresistenz ausgelöst wird. Dadurch verstärkt sich das metabolische Syndrom mit seinen Risikofaktoren. Der Eisenüberschuss intensiviert den Diabetes und löst eine hohe Insulinresistenz aus, das heißt, der Organismus braucht immer mehr Insulin zum Abbau von Glukose im Blut.
Durch einen starken Aderlass mit 500 Milliliter Blut wurde der Speichereisenwert gesenkt und damit auch das einhergehende Risiko für die Risikofaktoren des metabolischen Syndroms. Gleichzeitig wurde die Insulinresistenz beseitigt und das erhöhte Entzündungsrisiko für die Auslösung von Autoaggressionskrankheiten gesenkt. Durch den Aderlass kann man Diabetes einschränken und das metabolische Syndrom und seine Folgeerscheinungen verhüten.[41]

Der Aderlass senkt zu hohen Glukosespiegel und das Diabetesrisiko: Unter »Insulinresistenz« versteht man ein vermindertes Ansprechen der Körperzellen auf Insulin. Vor allem die Muskulatur, die Leber und das Fettgewebe reagieren weniger empfindlich gegenüber dem Hormon. Diese reduzierte Sensibilität beeinträchtigt die Wirkung sowohl von körpereigenem als auch von gespritztem Insulin.
Zu reichliche Nahrungszufuhr und wenig Bewegung führen zu einem Ungleichgewicht von Energiezufuhr und -verbrauch, wodurch die Konzentration von freien Fettsäuren im Blut zunimmt und Übergewicht entsteht, das vor allem am Bauch sichtbar wird. Dadurch wird auch die Glukoseverwertung im Muskel- und Fettgewebe gestört. Diese Verwertungsstörung von Glukose ist typisch für die Insulinresistenz. Als Reaktion darauf kommt es zu einer gesteigerten

Insulinausschüttung. Durch dieses Mehr an Insulin nimmt die Empfindlichkeit der Insulinrezeptoren an den Körperzellen ab und verstärkt die Insulinresistenz noch mehr. Der Mensch nimmt weiter an Gewicht zu und kommt aus diesem Teufelskreis nur schwer wieder heraus. Durch den Aderlass kann sowohl der hohe Glukosespiegel als auch das Diabetesrisiko reduziert werden.[42]

Der Aderlass verbessert den schützenden HDL-Spiegel und schützt vor Herzinfarkt bei Patienten mit chronischer Hepatitis C: Bei einer genetischen Mutation besteht ein häufiges Zusammentreffen von Hämochromatose und Hepatitis C. Neuere Untersuchungen weisen darauf hin, dass die Hämochromatose bei der Hepatitis C mit einer erhöhten Lebereisenbeladung und einer gesteigerten Fibroseprogression verbunden ist. Bei Patienten mit Hepatitis C müssen daher Eisenparameter und genetische Mutationen behandelt werden.[43]
Die Wirksamkeit des Aderlasses wurde in einer weiteren randomisierten, kontrollierten Cross-over-Studie von 14 Männern mit erhöhten Serumeisenwerten untersucht. Hierfür wurden dreimal 500 Milliliter Blut innerhalb von 14 Wochen entnommen. Die Ferritinspiegel wurden um 44 Prozent gesenkt, der oxidative Stress um 20 Prozent und ebenso die LDL-Spiegel. Dabei wurde herausgefunden, dass die vor Herzinfarkt schützenden HDL-Spiegel bei chronischen Hepatitis-C-Patienten und Rauchern durch den Aderlass erhöht werden können.[44]

Der Aderlass zur Reduktion von Speichereisen und Molybdän: Erhöhte Eisenwerte führen durch oxidative Zerstörung zu Parkinson, Krebs, Gicht, rheumatischer Arthritis (RA),

Werner-Syndrom (in der Lebensmitte beginnendem beschleunigtem Alterungsprozess), ohne dass der Eisenwert *extrem* überhöht sein muss. Der Aderlass ist die wirksamste Methode, um die Eisen- und Molybdänspiegel zu senken. Dadurch werden der oxidative Stress und der Schaden bei der Entstehung obengenannter Krankheiten gemindert.[45]

Der Aderlass hilft bei Parkinson: Erhöhte Eisenspiegel verstärken den oxidativen Stress und den Dopaminmangel in der Substantia nigra bei Parkinson-Patienten (wobei der reaktive Eisenspiegel bei Parkinson-Patienten erhöht ist). Der Aderlass sorgt hier für Abhilfe.[46]

Der Aderlass senkt Blutfette bei Hypercholesterinämie, beeinflusst aber nicht die Cytochrom-P450-Aktivität: Cytochrom P450 gehört zu den über 500 Farbenzymen in den Mitochondrien (»Kraftwerken«) der Zellen, die zahlreiche Entgiftungsprozesse vornehmen. Bei 48 Patienten wurden alle 14 Tage 300 bis 500 Milliliter Blut entnommen, bis der Ferritinspiegel auf Normalwerte von 100 Mikrogramm pro Deziliter fiel.
Diese Werte sind mit denen einer Gruppe ohne Aderlass-Anwendung verglichen worden. Dabei zeigte sich, dass die Serumferritinwerte nur durch den Aderlass gesenkt werden können, ohne die Cytochrom-P450-Aktivität und damit die Entgiftungskraft der Zellen zu behindern.[47]

Der Aderlass reduziert das Risiko von Diabetes und koronaren Herzerkrankungen: Niedrige Speichereisenspiegel verbessern die Ansprechbarkeit auf Insulin, sparen Insulin und verhindern so Diabetes und die koronaren Herzkrankheiten. Der Aderlass reduziert überhöhte Eisenspiegel, so dass Aderlass-Patienten im Vergleich zu denen ohne Aderlass-Anwendung viel besser auf Insulin ansprachen und auch weniger Insulin verbrauchten.[48]

Der Aderlass verhindert Arteriosklerose und koronare Herzkrankheiten: Klinisch randomisierte Studien beweisen, dass durch den Aderlass der Eisenspeicherwert bei Patienten mit fortgeschrittenen chronischen Herzgefäßkrankheiten gesenkt werden kann. Die optimalen Eisenspiegel sind in der Größenordnung von denen mit Kindern zu vergleichen. Durch die Reduktion tritt keine Anämie auf.[49]

Starke Nerven, gutes Gedächtnis, hohe Konzentrationskraft dank Aderlass: Es gibt nur wenige Maßnahmen, die das Gehirn so wirkungsvoll reinigen und durchbluten können wie der Aderlass. Die Gehirnleistung wird insbesondere durch »schlechte Säfte«, Übersäuerung, Giftstoffe und Belastungen aus dem Stoffwechsel gestört. Dazu gehören auch Schwermetallvergiftungen mit Quecksilber aus Amalgamfüllungen und Aluminium aus chemischen Arzneimitteln sowie aus Folien und Küchentöpfen und auch Cadmium und Blei aus Umweltbelastungen durch Benzin und Agrarchemikalien. Klinische Studien zeigten schon vor mehr als 30 Jahren, dass die Kopfdurchblutung nach einem Aderlass um 70 Prozent verbessert wurde.[50]

Der Aderlass verhütet den Hirninfarkt: Und bei einem akuten Hirninfarkt wird die Blutverdünnung durch einen sofortigen Aderlass mit 500 Milliliter Blut verbessert. Dadurch verbessert sich auch der Hämatokritwert innerhalb von 48 Stunden, und damit wird die Blutviskosität viel besser und anhaltender als durch die medikamentöse Standardtherapie.[51]

Der Aderlass senkt den Hämatokritwert und verbessert die Fließeigenschaften des Blutes (Durchblutung): Eine Studie mit der Duplex-Sonographie hat gezeigt, dass es eine enge Beziehung zwischen hämorheologischen[52] Werten und dem Hauptrisikofaktor für eine Arteriosklerose der Karotis (Halsschlagader) gibt. In der Studie wurden 18 Patienten mit dem Hauptrisikofaktor für karotoide Arteriosklerose, 31 Patienten mit TIAs[53] und 21 Patienten mit chronisch zerebralem Infarkt sowie 11 Patienten ohne Hauptrisikofaktor für karotoide Arteriosklerose miteinander verglichen.
Untersucht wurden Vollblut- und Plasmaviskosität, Hämatokritwert und das Fibrinogen. Diese Werte wurden mit der Dicke der Intima der Karotis verglichen.
Die Neurosonographie zeigte eine Zunahme der Dicke der Karotis und der karotoiden Stenose (Verengung) bei den Patienten mit chronischen Gefäßkrankheiten. In der Gruppe der zerebralen Infarkte gibt es einen direkten Zusammenhang von Hämatokritwert, Viskosität und der Dicke der Intima der Karotis. Durch den Aderlass konnten der Hämatokritwert und das Risiko für eine karotoide Arteriosklerose gesenkt werden.[54]

Der Aderlass hilft bei COPD und Cor pulmonale: Die chronisch obstruktive Lungenerkrankung (*chronic obstructive lung disease* [COPD]), gekennzeichnet durch Husten, Auswurf und Atemnot, ist der größte Risikofaktor für das chronische Cor pulmonale, wobei auch immer die Blutviskosität erhöht ist. Das Cor pulmonale oder »Lungenherz« ist eine Rechtsherzinsuffizienz, bei der das rechte Herz durch eine ständige Drucksteigerung im Lungenkreislauf verdickt wird. Die Erhöhung der roten Blutkörperchen (Erythrozytämie) kann ebenfalls zu Cor pulmonale und Bluthochdruck führen.

Je ein Aderlass nach einem Zeitraum von drei Monaten verbessert die körperliche Belastbarkeit und senkt die Blutviskosität und den Sauerstoffaustausch im Lungenkreislauf.[55]

Der Aderlass senkt Blutfette und den durch hohe Eisenwerte verursachten oxidativen Stress: 48 Patienten mit überhöhten Speichereisenwerten wurden in zwei Gruppen geteilt. Eine Gruppe erhielt alle 14 Tage einen Aderlass, wobei 300 bis 500 Milliliter Blut entfernt wurden. In der Aderlass-Gruppe normalisierten sich die Serumeisenwerte und sanken gravierend, genauso wie die Blutfettwerte (LDL-Cholesterin).[56]

Der Aderlass senkt Blutfettwerte ohne den Einsatz von Statinen: Übergewichtige Patienten mit hohen Blutfetten wurden in zwei Gruppen eingeteilt. Bei der Aderlass-Gruppe wurden drei Monate lang monatlich 300 Milliliter Blut entfernt, dadurch verschwand die Hyperlipidämie, die Patienten hatten niedrigere Cholesterin-, LDL- und Triglyzeridspiegel als die zweite Patientengruppe, die in der gleichen Zeit Lipidsenker (Statine) einnahmen: pro Tag 1200 Milligramm Gemfibrizil. Die HDL-Spiegel blieben gleich. Die Aderlass-Therapie ist hier besonders hilfreich bei Patienten mit Übergewicht.[57]

Rezepte der Hildegard-Heilkunde (Auswahl)

Hier finden Sie eine kleine Auswahl von bewährten Rezepten, die zum Teil im Buch genannt wurden. Die meisten Produkte, wie etwa die verschiedenen Elixiere, können Sie erwerben. Bezugsquellen sind bei den »Adressen« (siehe weiter unten) genannt.

Bärwurz-Birnen-Honig

Bärwurz, Galgantwurzel, Süßholzwurzel und Bohnenkraut werden getrocknet und zu Pulver vermahlen (oder als Fertigmischung gekauft). 8 Birnen schälen, klein schneiden und weich kochen, anschließend ohne das Kochwasser zu Mus verarbeiten. 8 Esslöffel abgeschäumten Honig dazugeben, zum Schluss 100 Gramm der Pulvermischung zufügen. In Gläser abfüllen. Morgens nimmt man davon 1 Teelöffel, nach dem Mittag 2 Teelöffel und vor der Nachtruhe 3 Teelöffel.

Heilpflanzentees bei Hormonregulationsstörungen und zum Stressabbau

Fencheltee: 2 bis 3 Esslöffel Fenchelkörner mit 1 Liter Wasser 5 Minuten aufkochen, absieben. Als »Haustee« bei Hormonregulationsstörungen, zum Stressabbau und bei Schlafstörungen.
Herztee: 30 Gramm Weißdornblüten, 30 Gramm Mistelblätter, 20 Gramm Melissenblätter, 20 Gramm Baldrianwurzel. Von dieser Mischung 2 Teelöffel pro Tasse heiß übergießen, 10 Minuten ziehen lassen, morgens und abends 1 Tasse trin-

ken, nicht länger als 4 Wochen. Hilft bei Herzklopfen und Bluthochdruck.

Nerventee: 30 Gramm Balsamkraut mit 30 Gramm Fenchelkörnern mischen. 1 Teelöffel pro Tasse heiß übergießen, 10 Minuten ziehen lassen, bis zu 6 Tassen täglich als »Haustee« trinken. Hilft bei Depressionen, Schlafstörungen und nervöser Unruhe.

Salbeitee: Salbeiblätter (etwa 1 Blatt pro Tasse) mit kaltem Wasser ansetzen, aufkochen, 1 Minute kochen lassen. Salbei enthält Thujon, das wasserdampfflüchtig ist und beim Aufkochen entweicht. 2 bis 3 Tassen täglich trinken, nicht länger als 4 Wochen anwenden. Hilft bei starkem Schwitzen, dient zur »Säftereinigung« und Hormonregulation.

Gelöschter Wein

Die Zubereitung ist denkbar einfach: Man lässt ein Glas guten Weines (je nach Disposition 100 bis 250 Milliliter Bio-Rotwein) eine Minute kräftig aufkochen, bis es Blasen gibt, und löscht diesen dann mit einer halben Tasse Wasser ab.

Habermus[58]

1/2 Tasse feiner Dinkelschrot
1 Tasse Wasser
1 Teelöffel Honig
1 Prise Zimt
2 Messerspitzen Galgant und Bertram
Rosinen nach Belieben
1 Apfel, geschnitten

1 Teelöffel Mandelblättchen
1 Teelöffel Flohsamen
gemahlene Mandeln, Kokosflocken, Zitronensaft nach Belieben

Dinkel in Wasser einrühren und unter ständigem Rühren zum Kochen bringen. Honig, Gewürze und Apfel dazugeben und 5 bis 10 Minuten weiterquellen lassen. Zimt, Mandeln und Flohsamen auf das fertig gekochte Mus streuen. Zitronensaft darübergeben.

Herzkur

Die »Große Herzkur«
Man nimmt 3-mal täglich 3 Griechenkleetabletten vor und nach dem Essen und danach je 1 Likörglas Fencheltrank:

50 Gramm Fenchelkörner
10 Gramm Süßholzpulver
20 Gramm Zucker
25 Gramm abgeschäumter Honig
1/2 Liter Wasser

Alle Zutaten miteinander mischen, 5 Minuten in Wasser aufkochen und steril abfüllen.
Außerdem mischt man das »Herzpulver« (Griechenkleepulver-Mischung) aus 60 Gramm weißem Pfeffer, 20 Gramm Mutterkümmel- und 10 Gramm Griechenkleesamen-Pulver. 3-mal täglich 1 bis 3 Messerspitzen davon auf ein Stück Brot streuen und nach den Mahlzeiten essen.

Die »Kleine Herzkur«
1- bis 3-mal täglich 1 Galganttablette nach dem Essen auf der Zunge zergehen lassen, danach 1 Likörglas Petersilienelixier Bio, gegebenenfalls mit 30 Tropfen Weißdorntinktur.

Morgens jeweils das Hildegard-Habermus zum Schutz vor Herzinfarkt, Diabetes und Übergewicht.

Literaturverzeichnis

Gottfried Hertzka: *So heilt Gott,* Christiana Verlag, Stein am Rhein 1997

Gottfried Hertzka und Wighard Strehlow: *Große Hildegard-Apotheke,* Christiana Verlag, Stein am Rhein 2003

Hugo Schulz: *Ursachen und Behandlung der Krankheiten,* München 1933, Nachdruck, 6. ergänzte Aufl., Basler Hildegard-Gesellschaft, Basel 1990

Wighard Strehlow: *Die klassische Hildegard-Heilkunde – das Gesundheitsprogramm.* Alle Bände erschienen 2001/02 im Strehlow Verlag, Allensbach:

- Magen- und Darmleiden
- Herz- und Kreislauferkrankungen
- Krebs und Abwehrschwäche
- Rheuma und Gicht
- Hautkrankheiten
- Frauenheilkunde

Wighard Strehlow: *Die Ernährungstherapie der Hildegard von Bingen. Rezepte, Kuren, Diäten,* vollständig überarbeitete Neuausgabe, Knaur Verlag, München 2009

–, *Hildegard-Heilkunde von A–Z,* Knaur Verlag, München 2008

–, *Hildegard-Medizin für alle Tage,* Knaur Verlag, München 2001

–, *Das Hildegard von Bingen Kochbuch,* Heyne Verlag, München 2002

–, *Das Gesundheitsprogramm. Altes Heilwissen für die Krankheiten von heute,* Knaur Verlag, München 2004

–, *Die Psychotherapie der Hildegard von Bingen. Heilen mit der Kraft der Seele,* Knaur Verlag, München, vollständig überarbeitete Neuausgabe 2010

–, *Die Seelenapotheke der Heiligen Hildegard. Vom glücklichen Leben,* Strehlow Verlag, Allensbach 2010

–, *Wüstentanz. Australien spirituell erleben,* Strehlow Verlag, Allensbach 1997

Wighard Strehlow und Matthias Krieger: *Verletzungen heilen,* Knaur Verlag, München 2007

Lateinische Ausgaben der Hildegard-Werke

Das medizinisch-naturkundliche Werk *Liber Subtilitatum Diversarum Naturarum Creaturarum,* bestehend aus den beiden Teilen:

Liber Compositae Medicinae, Paul Kaiser: Hildegardis *Causae et Curae (CC),* Lipsiae, B. G. Teubner 1903, Nachdruck: Basler Hildegard-Gesellschaft, Basel 1980

Liber Simplicis Medicinae (Physica), J. P. Migne: *Parrologia Latina (PL),* Tomus 197, Paris 1855, Nachdruck: Basler Hildegard-Gesellschaft, Basel 1982; *Physica. Liber Subtilitatum Diversarum Naturarum Creaturarum,* hg. v. Reiner Hildebrandt und Thomas Gloning, De Gruyter, Berlin 2010

Die Trilogie:

Liber Scivias, A. Führkötter: *Hildegardis Scivias,* Corpus Christianorum, Brepols, Turnholti 1978

Liber Vitae Meritorum (LVM), J. P. Card. Pitra: *Analecta Sanctae Hildegardis,* Tomus 8, Typis Sacri Montis Casinensis, Paris 1882

Liber Divinorum Operum (LDO), A. Derolez und P. Dronke, Corpus Christianorum, Brepols, Turnholti 1996

Weitere Literatur

Maura Böckeler: *Wisse die Wege (Scivias),* Otto Müller Verlag, Salzburg 1975

Eduard Gronau: *Hildegard von Bingen. Eine Biographie,* Christiana Verlag, Stein am Rhein 1985

–, *Franz Schubert. Musik zwischen Himmel und Abgrund,* Strehlow Verlag, Allensbach 1993
Mechthild Heieck: *Wisse die Wege – Scivias,* Bd. 1, Beuroner Kunstverlag 2010
Georg Jasper: *Zurück im Leben. Mein Weg aus dem Krebs. Naturheilkunde – Hildegard von Bingen,* Bingen, 4. Aufl. 2001
Uffe Ravnskov: *Mythos Cholesterin. Die zehn größten Irrtümer,* Hirzel, Stuttgart 2002
Leo Nefiodow: *Der 6. Kondratieff,* Rhein Sieg Verlag, Sankt Augustin 2002

Adressen

Bezugsquellen für Hildegard-Produkte

Stadtmühle Egon Binz
Mühlenweg 11, 78187 Geisingen
Tel. + 49 7704 92410
Filiale Konstanz:
Theodor-Heuss-Straße 36, 78467 Konstanz
Tel. +49 7531 51677, info@stadtmuehle-geisingen.de

Benediktinerinnenabtei St. Hildegard
Klosterweg, 65385 Rüdesheim
Tel. + 49 6722 4990, Fax +49 6722 499178
benediktinerinnen@abtei-st-hildegard.de

JURA-Naturheilmittel KG
Wolfgang Gollwitzer
Nestgasse 2, 78464 Konstanz
Tel. +49 7531 31487

Wertachtal-Werkstätten, Lädele
Gablonzer Ring 10, 87600 Kaufbeuren
Tel. 08341 9600862

Berghofer Biostadl
Heike Feld und Petra Neuber
Illasbergstraße 13, 87642 Berghof
Tel. +49 8368 913605, info@berghofer-biostadl.de

Dachsfellgürtel und -schuhe
Schuhmacherei Pollak
Rosenweg 3, 78315 Radolfzell-Liggeringen
Tel. +49 7732 1752

Edelsteine
Schleiferstüble
Wessenbergstraße 31, 78462 Konstanz
Tel. +49 7531 22813

Dietlinde van der Zalm
Hochstraße 6, 65558 Isselbach-Ruppenrod
Tel. +49 6439 1069

Edelkastanienhölzer, Spazierstöcke, Greiflinge
Rebholz KG
Pommernweg 5, 71720 Oberstenfeld
Tel. +49 7062 5535

Weinbau
Hotel Sponheimer Hof
Fam. Heinz Schütz
Sponheimer Straße 19–23, 56850 Enkirch/Mosel
Tel. +49 6541 6628 oder 4204

Ökologisch gebrautes Dinkelbier
Apostelbräu, Dinkel-Brauerei
Eben 11–15, 94051 Hauzenberg
Tel. +49 8586 2200

Neumarkter Lammsbräu Gebr. Ehrnsperger e.K.
Amberger Straße 1, 92318 Neumarkt
Tel. +49 9181 4040, info@lammsbraeu.de

Riedenburger Brauhaus
93339 Riedenburg/Altmühltal
Tel. +49 9442 644

Kräuter und Gewürze
Gärtnerei Bornträger und Schlemmer
67591 Offstein
Tel. +49 6243 905326

Biowein und Elixiere
Maria Adam
Au bei der Traun 44, A-4603 Gunskirchen
Tel. +43 7246 8451
www.maria-adam.com, office@maria-adam.com

Vertrieb Österreich
Helmut Posch
Am Weinberg 23, A-4800 St. Georgen/Attergau
Tel. +43 7667 8131
www.hildegardvonbingen.at, info@hildegardvonbingen.at

Hildegard Naturhaus – Hönegger GmbH
Ersperding 3, A-5232 Kirchberg
Tel. +43/77 47/54 54
www.hildegardmedizin.at, office@hildegard.at

Vertrieb Schweiz
Hildegard-Vertriebs AG
Aeschenvorstadt 24, CH-4010 Basel
Tel. +41 61 2722474, Fax 2722381

Darmflora-Analyse und Leukozytentest

Dr. Rüdiger Pohl, MBA –
Mikrobiologisch Biochemische Analytik GmbH
Pieskower Straße 33, 15526 Bad Saarow
Tel. +49 33631 5217, MBA_GmbH@t-online.de

Hildegard-Zentrum

Hildegard-Zentrum Bodensee
Dr. Wighard Strehlow, Hildegard-Praxis
Strandweg 1, 78476 Allensbach am Bodensee
Tel. +49 7533 7433, Fax 7479, praxis@st-hildegard.com

Förderkreis Hildegard von Bingen e. V., Konstanz

Der Förderkreis Hildegard von Bingen e. V. wurde 1987 von Dr. Gottfried Hertzka mit dem Ziel gegründet, das Gesamtwerk der heiligen Hildegard von Bingen weiter zu erforschen, anzuwenden und zu verbreiten. Wir sehen hier großartige, bisher noch ungenutzte Möglichkeiten, zum Beispiel eine neuartige Heilkunde, die die komplizierte klinische Medizin mit naturheilkundlicher Einfachheit und Ungiftigkeit verbindet. Diese Chance bietet die Hildegard-Medizin. Darüber und über das, was damit zusammenhängt, will Sie der Förderkreis Hildegard von Bingen e. V. unterrichten.
Es ist auch unser Anliegen, möglichst viele Menschen mit den aus den Büchern Hildegards geschöpften Erkenntnissen vertraut zu machen. Unsere Aufgabe und die Ihre – falls Sie mitmachen wollen – soll es sein zu zeigen, welche großartigen Schätze und Möglichkeiten für die Heilkunde und eine konsequente Lebensweise im *Corpus Hildegardicum* bisher ungehoben schlummern. Dazu erscheinen viermal im Jahr die Hildegard-Gesundheitsbriefe.
Unterstützen Sie die Projekte der Internationalen Hildegard von Bingen Stiftung mit Ihrer großzügigen Spende!

Informationen zur Stiftung und zum Förderkreis Hildegard von Bingen e. V.:
Strandweg 1, 78476 Allensbach
Tel. +49 7533 7433, Fax 7479, praxis@st-hildegard.com

Internationale Hildegard von Bingen Stiftung

Sicherlich schätzen Sie die Hildegard-Heilkunde und wünschen, dass vielen anderen Menschen damit auch geholfen wird. 800 Jahre hat es gedauert, bis diese Medizin wiederentdeckt wurde, und jetzt müssen wir alles in unseren Kräften Stehende tun, dass diese Heilkunde internationale Verbreitung findet. Dafür haben wir die Internationale Hildegard von Bingen Stiftung gegründet, um diese Heilkunde für künftige Generationen zu erhalten.

Jeder kann spenden oder zustiften, dem die Förderung des Stiftungszweckes am Herzen liegt. Das gilt für Privatpersonen, Personengruppen, juristische Personen und Unternehmen. In Konstanz ist die Stiftung gemeinnützig anerkannt, und alle zugewendeten Spenden können Sie steuerrechtlich geltend machen.

Bei einer Zustiftung fließt das Kapital in das Vermögen Internationale Hildegard von Bingen Stiftung. Dadurch wird das finanzielle Fundament der Stiftung gestärkt, und mit den zusätzlichen Erträgen können weitere Aktivitäten zur Erfüllung des Stiftungszweckes gefördert werden. Der Zustifter erhält eine Spendenbescheinigung für die abzugsfähige Anerkennung der Spende durch das Finanzamt.

Bei der Zuwendung einer Geldspende an die Internationale Hildegard von Bingen Stiftung wird die Summe vollständig und unmittelbar zur Realisierung des Stiftungszweckes eingesetzt und verbraucht. Der Spender erhält eine Spendenbescheinigung für die abzugsfähige Anerkennung der Spende durch das Finanzamt.

Bitte geben Sie ungedingt Ihre Adresse an, damit wir Ihnen eine Spendenbescheinigung zuschicken können.

Spenden an die Internationale Hildegard von Bingen Stiftung
BANKVERBINDUNG: Baden Württembergische Bank
(BLZ: 60050101)
Konto-Nr.: 200 1430 IBAN: DE 50600501010002001430
BIC: SWIFT SOLA EEFT

Anmerkungen

Einleitung: Es geht um den ganzen Menschen

1 Die Zitate stammen aus den verschiedenen Werken Hildegards. Die Benediktineräbtissin Hildegard von Bingen (1098–1179) ist eine der bedeutendsten Mystikerinnen des deutschen Mittelalters. Ihre Werke befassen sich mit Medizin, Religion, Ethik, Kosmologie und Musik. Der Autor hat zahlreiche Publikationen zu Leben und Werk Hildegards veröffentlicht (siehe Literaturverzeichnis).

2 Paracelsus oder Theophrastus Bombastus von Hohenheim (1493–1541) war Arzt, Alchemist, Astrologe, Laientheologe und Philosoph. Goethes Hausarzt Christoph Wilhelm Hufeland (1762–1836) war auch Sozialhygieniker und Volkserzieher. Rudolf Virchow (1821–1902) gilt unter anderem als Begründer der modernen Pathologie und Vertreter einer streng naturwissenschaftlich orientierten Medizin.

3 Das Präfix »epi-« bzw. »Epi-« (vom gleichbedeutenden griechischen *epí*) bedeutet hier so viel wie »übergeordnet«. Die Epigenetik beschäftigt sich mit Zelleigenschaften, die nicht in der DNS-Sequenz festgelegt sind.

4 Pischinger, A.: *Das System der Grundregulation. Grundlagen für eine ganzheitsbiologische Theorie der Medizin,* Heidelberg 1975.

5 Als »Homöostase« bezeichnet man das fließende Gleichgewicht zwischen dem Organismus und seiner Umwelt bzw. das Streben nach der Einhaltung eines Gleichgewichts, das für die Lebenserhaltung und Funktion eines Organismus erforderlich ist (vom griechischen Wort *homoióstasis* für »Gleichgewicht«).

6 Diese Naturkosmetik setzt für die Haut und Hautpflege nur natürliche Lebensmittel und Gewürze wie Dinkelextrakt, Veilchen, Galgant, Ingwer, Lilie, Veilchen, Sheabutter, Sonnenblumenöl, Schafgarbe und Ähnliches ein. »Nur was *in* den Körper kann, soll auch *auf die Haut drauf*«, lautet, vereinfacht

gesprochen, hier das Motto. Denn die Haut ist ein Organ, das ebenso Stoffe aufnimmt und verstoffwechselt wie andere Zellen des Körpers auch. Zudem leitet die Haut die Stoffe über die Blutbahn auch in andere Zellen weiter. Hildegard-Kosmetik-Produkte finden Sie leicht im Internet (siehe auch »Adressen«).

7 Vom griechischen *piézein* für »drücken, pressen«. Unter einem Piezoeffekt versteht man grundsätzlich die Änderung der Polarisation und damit das Auftreten elektrischer Spannung an einem Körper, wenn er elastisch verformt wird – wie sich auch umgekehrt Materialien beim Anlegen einer Spannung verformen können.

Ursprung und Geschichte des Aderlasses

8 Das lateinische Wort *(h)umor* bedeutet »nass, Feuchtigkeit, Flüssigkeit«, der griechische Begriff *pathología* bezeichnet die »Lehre von den Leiden«, also die »Wissenschaft von den Krankheiten«.

9 Vgl. zum Beispiel Wendt, L., und Petri, S.: *Eiweißfasten. Die Eiweißabbau-Diät,* Karl Haug Verlag, Heidelberg 1985 (mit einer Einführung in die wissenschaftliche Begründung der Eiweißspeicherkrankheiten); Wendt, L.: *Die Eiweißspeicher-Krankheiten. Proteothesaurismosen,* Karl Haug Verlag, Heidelberg 1996; ders.: *Gesund werden durch Abbau von Eiweißüberschüssen,* Schnitzer Verlag, St. Georgen 1987.

Die Viersäftelehre – die Kräfte, in denen das Leben fließt

10 Eine medizinische Lehr- und Forschungsanstalt im südlich von Neapel gelegenen Salerno, die ihre Glanzzeit im 11. bis 13. Jahrhundert hatte und in der neben Medizin – wo Frauen als Lehrer und Schüler zugelassen waren – auch Philosophie, Theologie und Recht unterrichtet wurde. Sie wird von manch einem als die erste Universität betrachtet, obwohl sie nie als solche bezeichnet wurde.

11 Unter dem Begriff »Mikroangiopathie« versteht man Erkran-

kungen der kleinen Blutgefäße von den Arteriolen bis zu den Kapillaren.

12 Die Basalmembran ist eine dünne Membran zwischen dem Epithel (Deck- und Drüsengewebe) oder Endothel (innere Schicht von Blutgefäßen) und dem angrenzenden Gewebe. Sie ist unter dem Lichtmikroskop sichtbar. Stenosierungen sind Verengungen, Thrombosierungen die Bildung von Blutgerinnseln.

13 Vgl. zum Beispiel www.innovations-report.de/html/berichte/biowissenschaften_chemie/bericht-5153.html.

Der Hildegard-Aderlass – Praxis und Technik

14 Vgl. »Schnecken, Zauber, Aderlass«, *Zeit-Online* vom 13. Februar 2011, www.zeit.de/2011/07/M-Schmerz-Historie.

15 Mehr dazu finden Sie beispielsweise in dem Buch *Die Ernährungstherapie der Hildegard von Bingen* von Wighard Strehlow (siehe Literaturverzeichnis).

16 Das Enzym Gamma-Glutamyl-Transferase (GGT oder Gamma-GT) im Blut ist ein sehr empfindlicher Indikator für die Erkrankung der Leber. AST und ALT (früher als »GOT« und »GPT« bezeichnet) sind ebenfalls Enzyme. Die Bestimmung ihrer Aktivität im Blut hilft, Leberschädigungen zu erkennen und zu beobachten. AST steht für »Aspartat-Aminotransferase« (»ASAT«), GOT für »Glutamat-Oxalacetat-Transaminase«, ALT für »Alanin-Aminotransferase« (»ALAT«) und GPT für »Glutamat-Pyruvat-Transaminase«.

17 Anguillan ist ein Mittel zur Tumoroperation-Nachbehandlung und eine Alternative zur Chemotherapie. Es besteht aus Aalgalle und anderen Zutaten (*anguilla* heißt »Aal«).

Der Aderlass als Soforthilfe bei Bluthochdruck

18 Aus dem griechischen *systolé* für »das Zusammenziehen, Kürzen«. Im Gegensatz dazu heißt *diastolé* »das Auseinanderziehen, Ausdehnen«.

19 Gigerenzer, G., und Muir Gray, J. A. (Hg.): *Better Doctors, Better*

Patients, Better Decisions. Envisioning Health Care 2020, MIT Press, Cambridge, Massachusetts, 2011.

20 Halle, M., Schmidt-Trucksäss, A., Hambrecht, R., und Berg, A. (Hg.): *Sporttherapie in der Medizin. Evidenzbasierte Prävention und Therapie,* Schattauer Verlag, Stuttgart 2008.

21 Gemeint sind die 35 »Laster und Tugenden«, wie Hildegard dieses zeitlose System psychologischer und sozialer Befindlichkeiten, Verhaltensmodalitäten und Phänomene nennt. Ausführlich beschrieben wird es unter anderem in Wighard Strehlows Buch *Die Psychotherapie der Hildegard von Bingen* (siehe Literaturverzeichnis).

22 Siehe auch www.framingham.com/heart, die Website der weltbekannten Framingham-Herzstudie.

Der Aderlass beseitigt überhöhte Cholesterinspiegel

23 Ravnskov, U.: *Mythos Cholesterin. Die zehn größten Irrtümer,* Hirzel S. Verlag, Leipzig, 3. Aufl. 2005.

24 Wer regelmäßig Bitterstoffe durch die Wermutelixier-Frühjahrskur zu sich nimmt oder zum Essen Bitterkräuter wie Weinraute oder kleine Mengen Diptam (nicht mehr als eine Messerspitze je Essen) verwendet und nach der Hauptmahlzeit einen Wermuttee trinkt, kann damit die Gallenflüssigkeit anregen und für eine gute Verdauung sowie einen normalen Cholesterinspiegel sorgen.

Der Aderlass verhütet Krebs und Autoaggressionskrankheiten

25 Buhl, H. S.: »Vegetatives Nervensystem und Energetische Medizin«, www.wilhelm-reich-gesellschaft.de/downloads/buhl_vegetativum.pdf.

26 Zwei Bücher des Autors beschäftigen sich speziell mit diesen Themen: *Die Ernährungstherapie der Hildegard von Bingen* und *Die Psychotherapie der Hildegard von Bingen* (siehe Literaturverzeichnis).

27 Inzwischen gibt es mindestens 13 randomisierte klinische Studien mit neuen Meta-Analysen von mehr als 33 000 Patienten, die beweisen, dass Antidiabetika die kardiovaskuläre Todesrate bei Diabetes-Typ-2-Patienten um 49 Prozent erhöhen! Durch die ständige »Auspeitschung« der Pankreas-Inselzellen mit Antidiabetika kommt es zu einer gesteigerten Insulinausschüttung, wodurch die Empfindlichkeit der Insulinrezeptoren in den Körperzellen, vor allem in der Muskulatur, der Leber und im Fettgewebe immer mehr abnimmt. Dadurch wird auch die Glukoseverwertung im Muskel- und Fettgewebe gestört. Diese Verwertungsstörung von Glukose ist typisch für die Insulinresistenz und damit für den »dicken Bauch«. Das Todesrisiko durch die Antidiabetika ist inzwischen größer als durch die Krankheit selbst.

28 Vom griechischen Präfix *apo* für »von ... weg, ab« und vom Begriff *ptōsis* (»das Fallen«).

Der Aderlass öffnet die körpereigene Hormonapotheke

29 Vgl. auch http://de.wikipedia.org/wiki/Hormonersatztherapie.

30 Vgl. auch www.dr-schulte-uebbing.de/seiten/leistungsspektrum/frauenheilkunde.html.

Der Aderlass beseitigt Ursachen von Depressionen

31 Der Atrioventrikular-(AV-)Knoten gehört zum Erregungsleitsystem des Herzens. Der AV-Block, von dem schon die Rede war, ist eine häufig auftretende Herzrhythmusstörung, wobei die Erregungsleitung zwischen den Vorhöfen und den Herzkammern am AV-Knoten verzögert oder unterbrochen ist. »Ablation« bedeutet »Abtragung, Entfernung«.

Anhang

32 Meyers, D. G., Jensen, K. C., und Menitove, J. E.: »A historical cohort study of the effect of lowering body iron through blood donation on incident cardiac events«, *Transfusion,* September

2002, 42(9), S. 1135–1139, www.ncbi.nlm.nih.gov/pubmed/12430669.

33 Salonen, J. T., Tuomainen, T. P., Salonen, R., Lakka, T. A., und Nyyssönen, K.: »Donation of blood is associated with reduced risk of myocardial infarction. The Kuopio Ischaemic Heart Disease Risk Factor Study«, *Am J Epidemiol.,* 1. September 1998, 148(5), S. 445–451.

34 Zacharski, L. R., Chow, B. K., Howes, P. S., Shamayeva, G., Baron, J. A., Dalman, R. L., Malenka, D. J., Ozaki, C. K., und Lavori, P. W.: »Reducing iron stores lowers cancer risk in patients with peripheral arterial disease«, *Blood* 110: 783 a, 16. November 2007, Abstract 2665; Zacharski et al.: »Decreased cancer risk after iron reduction in patients with peripheral arterial disease: results from a randomized trial«, *J Nat'l Cancer Inst* 2008; Zacharski et al.: »Reduction of Iron Stores and Cardiovascular Outcomes in Patients with Peripheral Arterial Disease«, *JAMA* 2007, 297, S. 603–610; Zacharski, L. R., und Chow, B. K.: »Iron reduction and cardiovascular outcomes«, *JAMA* 2007, 297, S. 2075 f.

35 Im Griechischen bedeutete das Wort *apoplexía* »Schlaganfall, Gehirnschlag«, das Adjektiv *apoplektikós* wörtlich »vom Schlagfluss getroffen«.

36 Haass, A.: »Hemodilution, when and how – in acute cerebral ischemia« www.ncbi.nlm.nih.gov/pubmed/; Daphne, L. van der, Grobbee, Diederick E., et al.: »Serum Ferritin Is a Risk Factor for Stroke in Postmenopausal Women«, *Stroke* 2005, 36, S. 1637–1641, http://stroke.ahajournals.org/content/36/8/1637.full.pdf.

37 Zacharski, L. R., et al.: »Decreased Cancer Risk After Iron Reduction in Patients With Peripheral Arterial Disease: Results From a Randomized Trial«, *JNCI,* http://jnci.oxfordjournals.org/content/100/14/996; Fletcher, L. M., Halliday, J. W., und Powell, L. W.: »Interrelationships of Alcohol and Iron in Liver Disease«, *J Gastroenterol Hepatol,* 14. März 1999(3), S. 202–214,

www.ncbi.nlm.nih.gov/sites/entrez?cmd=search&db=pubmed&term=Halliday%20JW%5Bau%5D&dispmax=50.
38 Sumida, Y., Kanemasa, K., Fukumoto, K., Yoshida, N., Sakai, K., Nakashima, T., und Okanoue, T.: »Effect of iron reduction by phlebotomy in Japanese patients with nonalcoholic steatohepatitis: A pilot study«, www.ncbi.nlm.nih.gov/pubmed/16971174.
39 Falize, L., Guillygomarc'h, A., Perrin, M., et al.: »Reversibility of hepatic fibrosis in treated genetic hemochromatosis: a study of 36 cases«, *Hepatology* 2006, 44, S. 472–477, www.uptodate.com/contents/pathogenesis-of-hepatic-fibrosis/abstract/8.
40 Dwyer, B. E., Zacharski, L. R., Balestra, D. J., et al.: »Getting the Iron out: Phlebotomy for Alzheimer's Disease?«, *Med Hypotheses,* Mai 2009, 72(5), S. 504–509, Epub 4. Februar 2009, www.ncbi.nlm.nih.gov/sites/entrez?cmd=search&db=pubmed&term=Dwyer%20BE%5Bau%5D&dispmax=50.
41 Facchini, Francesco S.: »Effect of Iron Depletion on Cardiovascular Risk Factors«, http://onlinelibrary.wiley.com/doi/10.1111/j.1749-6632.2002.tb04290.x/full.
42 Fernández-Real, J. M., Peñarroja, G., Castro, A., García-Bragado, F., Hernández-Aguado, I., und Ricart, W.: »Blood letting in high-ferritin type 2 diabetes: effects on insulin sensitivity and beta-cell function«, *Diabetes,* April 2002, 51(4), S. 1000–1004, www.ncbi.nlm.nih.gov/pubmed/11916918.
43 Erhardt, A., et al.: »Iron as a comorbid Factor in chronic Hepatitis C«, www.biomedsearch.com/nih/Iron-as-comorbid-factor-in/14685669.html.
44 Salonen, J. T., Korpela, H., Nyyssonen, K., Porkkala, E., Tuomainen, T. P., Belcher, J. D., Jacobs, D. R. jr., und Salonen, R. J.: »Lowering of body iron stores by blood letting and oxidation resistance of serum lipoproteins: a randomized cross-over trial in male smokers«, *Intern Med,* Februar 1995, 237(2), S. 161–168, www.ncbi.nlm.nih.gov/pubmed/7852918.
45 Johnson, S.: »Iron catalyzed oxidative damage«, *Med Hypotheses,* September 2000, 55(3), S. 242 ff., https://listserv.utoronto.

ca/cgi-bin/wa?A2=ind0306 a&L=parkinsn&D=0&T=0&X=724 B496D1D5E091F2E&P=6053.

46 Mann, V. M., Cooper, J. M., Daniel, S. E., Srai, K., Jenner, P., Marsden, C. D., und Schapira, A. H.: »Complex I, iron, and ferritin in Parkinson's disease substantia nigra«, *Ann Neurol.*, Dezember 1994, 36(6), S. 876–881.

47 Laine, F., Reymann, J. M., Morel, F., Langouet, S., Perrin, M., Guillygomarc'h, A., Brissot, P., Turmel, V., Mouchel, C., Pape, D., Bellissant, E., und Deugnier, Y.: »Effects of phlebotomy therapy on cytochrome P450 2e1 activity and oxidative stress markers in dysmetabolic iron overload syndrome: a randomized trial«, http://onlinelibrary.wiley.com/doi/10.1111/j.1365-2036.2006.03 116.x/abstract.

48 Fernández-Real, J. M., López-Bermejo, A., und Ricart, W.: »Iron Stores, Blood Donation, and Insulin Sensitivity and Secretion«, *Clinical Chemistry* 51/2005, S. 1201–1205, www.clinchem.org/cgi/content/full/51/7/1201.

49 Zacharski, L., et al.: »VA Cooperative Study No. 410: The Iron (Fe) and Atherosclerosis Study (FeAST)«, http://cancer.dartmouth.edu/hemophilia_thrombosis/documents/implementation.pdf.

50 Thomas, D. J., et al.: »Cerebral Blood-Flow in Polycythaemia«, *The Lancet,* 23. Juli 1977, www.thelancet.com/journals/lancet/article/PIIS0140-6736(77)90179-9/abstract.

51 Zhonghua, S. J., et al.: »A prospective trial of hemodilution therapy in acute cerebral infarction«, Xuanwu Hospital, Beijing, 25. Juni 1992, www.ncbi.nlm.nih.gov/pubmed/1382927.

52 Unter der »Hämorheologie« versteht man die Wissenschaft von den Fließeigenschaften des Blutes.

53 Die transitorische ischämische Attacke (TIA) ist eine Durchblutungsstörung des Gehirns, die neurologische Ausfallerscheinungen zur Folge hat.

54 Velcheva, I., Antonova, N., Titianova, E., Damianov, P., Dimitrov, N., und Ivanov, I.: »Hemorheological parameters in corre-

lation with the risk factors for carotid atherosclerosis«, http://iospress.metapress.com/content/5blb0nr9 f8u1 x 91 v/.

55 Borst, M. M., Leschke, M., König, U., und Worth, H.: »Repetitive Hemodilution in Chronic Obstructive Pulmonary Disease and Pulmonary Hypertension: Effects on Pulmonary Hemodynamics, Gas Exchange, and Exercise Capacity«, *Respiration,* 66/1999, S. 225–232, http://content.karger.com/ProdukteDB/produkte.asp?Doi=29 382.

56 Lainé, F., Reymann, J. M., Morel, F., Langouët, S., Perrin, M., Guillygomarc'h, A., Brissot, P., Turmel, V., Mouchel, C., Pape, D., Bellissant, E., und Deugnier, Y.: »Effects of phlebotomy therapy on cytochrome P450 2e1 activity and oxidative stress markers in dysmetabolic iron overload syndrome: a randomized trial«, *Alimentary Pharmacology & Therapeutics* 24/2006, S. 1207–1213, http://onlinelibrary.wiley.com/doi/10.1111/j.1365-2036.2006.03 116.x/abstract.

57 Kumar, H.: »Repeated blood donation effective in treating hyperlipidemia«, *J Assoc Physicians India* 42(6), Juni 1994, S. 468 f., www.ncbi.nlm.nih.gov/pubmed/7852232.

58 Kurz vor seinem hundertsten Geburtstag lud mich Prof. Dr. Michael Ellis DeBakey, der »Vater der Herzchirurgie«, ein, nach Houston/Texas zu kommen (im Kapitel über das Cholesterin war von ihm schon die Rede). Er wollte unbedingt die Hildegard-Heilkunde kennenlernen, und so fand für ihn und sein Team ein Hildegard-Seminar in seinem Heart Center im Baylor College of Medicine statt. Voller Bewunderung sagte er über Hildegard: »She was a remarkable woman!« Und zu seiner Frau Katrin: »Honey, I want to eat the Habermus, too.« Was er allerdings ohnehin schon täglich tat ...

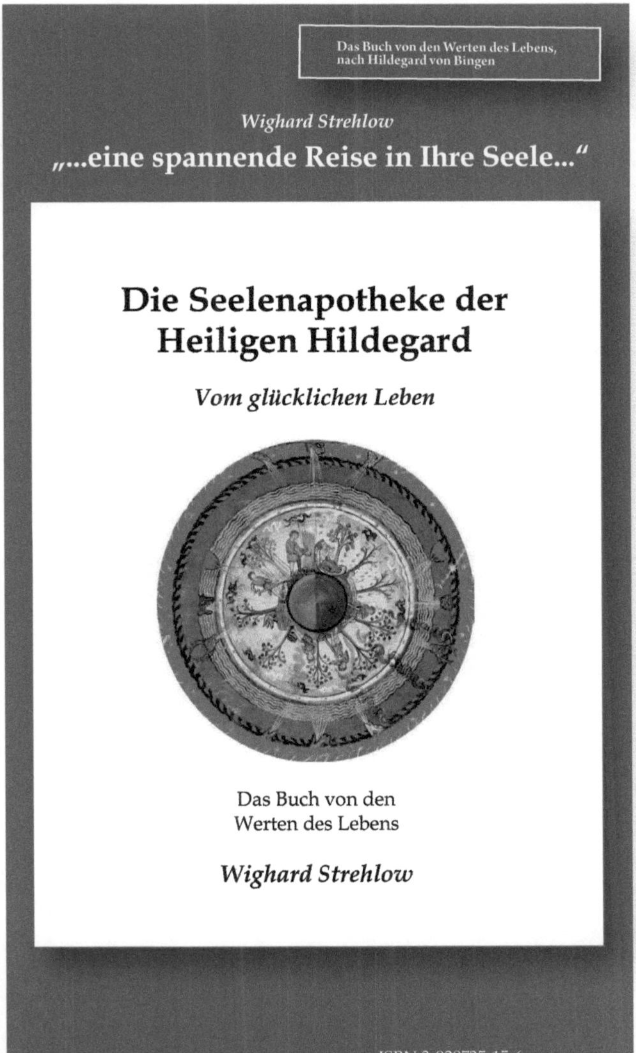
Das Buch von den Werten des Lebens, nach Hildegard von Bingen
Wighard Strehlow
„...eine spannende Reise in Ihre Seele..."
Die Seelenapotheke der Heiligen Hildegard
Vom glücklichen Leben
Das Buch von den Werten des Lebens
Wighard Strehlow
ISBN 3-929735-15-6

Der Zellzwischenraum

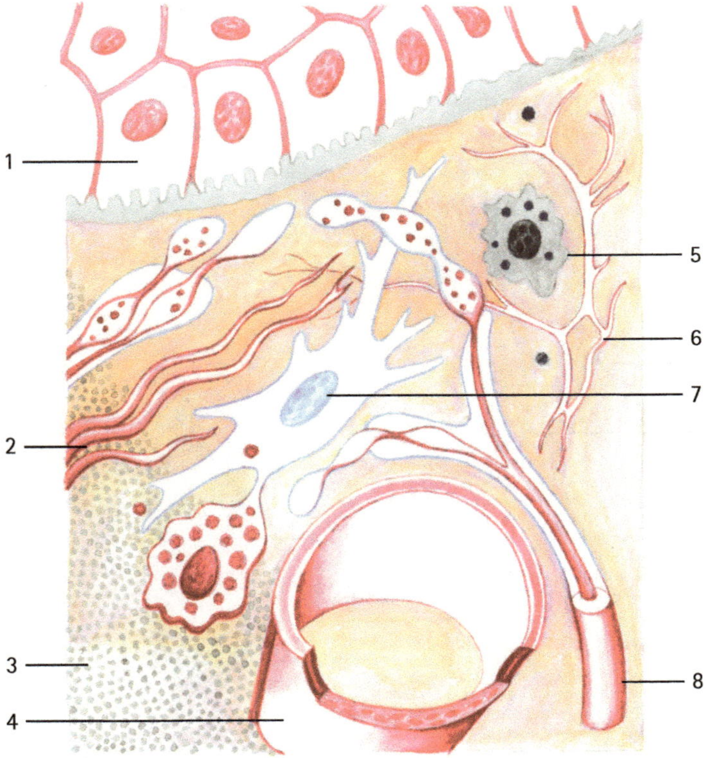

1 Organzelle
2 Kollagen
3 Grundsubstanz
4 Kapillare
5 Abwehrzelle
6 Elastin
7 Fibroblast
8 Nervenstrang

Die 3 Venen,
die für den Aderlass in
Frage kommen

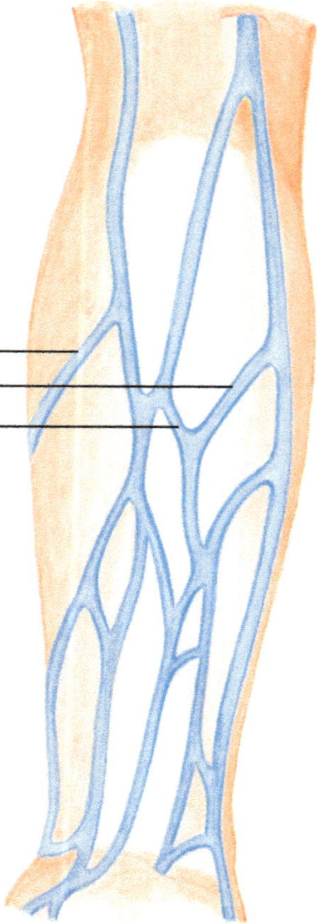

Aderlassblut eines
gesunden Menschen:
keine oder
geringfügige Trennung

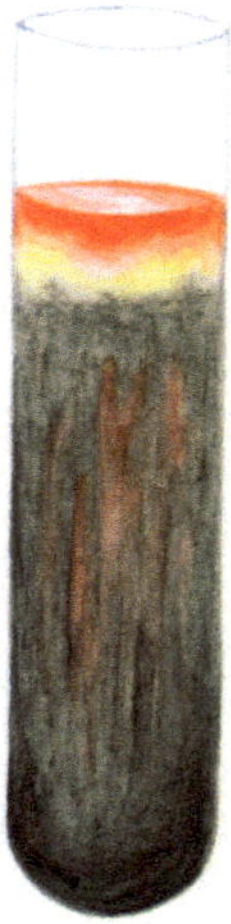

1 Kopfvene
2 Lebervene
3 Herzvene

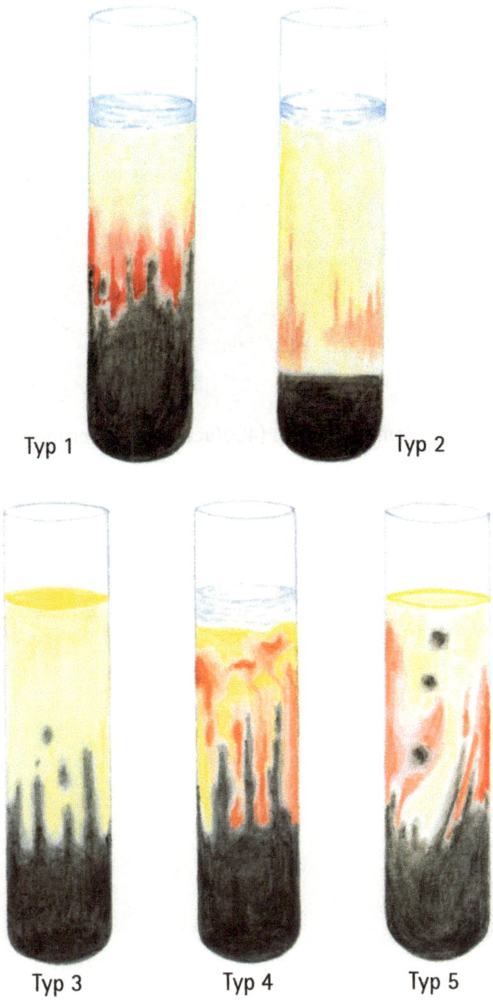

Typ 1: trübe Farbe, schwarze Flecken, Wachsrand (alle drei Zeichen)
Typ 2: trübe Farbe, keine schwarzen Flecken, Wachsrand
Typ 3: schwarz, trübe Farbe, kein Wachsrand
Typ 4: trübe Farbe, schwarze Flecken, Wachsrand (alles ohne Trennung gleichzeitig sichtbar)
Typ 5: trübe Farbe, schwarze Flecken oder Wachsrand (ein Zeichen fehlt)

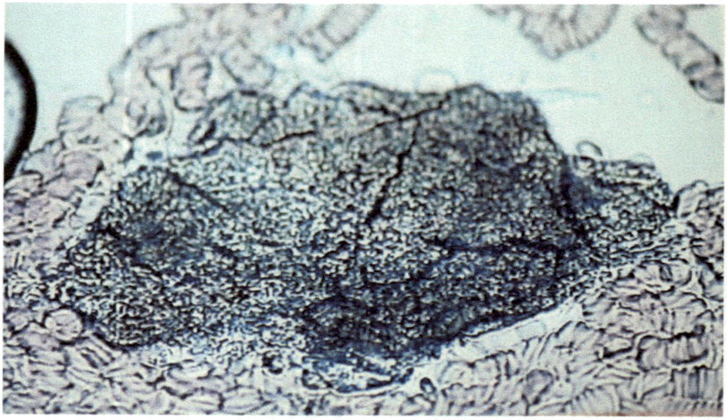

Schwarzgalle unter dem Mikroskop (400fache Vergrößerung)